LEÇONS

THÉORIQUES ET CLINIQUES

SUR

LES SYPHILIDES

Paris. — Imprimerie de L. MARTINET, rue Mignon, 2.

LEÇONS

THÉORIQUES ET CLINIQUES

SUR

LES SYPHILIDES

CONSIDÉRÉES EN ELLES-MÊMES ET DANS LEURS RAPPORTS

AVEC LES ÉRUPTIONS DARTREUSES, SCROFULEUSES
ET PARASITAIRES.

PROFESSÉES

Par M. le docteur BAZIN,
Médecin de l'hôpital Saint-Louis, chevalier de la Légion d'honneur, etc.

Rédigées et publiées

Par M. Louis FOURNIER,
Interne de l'hôpital Saint-Louis.

REVUES ET APPROUVÉES PAR LE PROFESSEUR.

PARIS,
ADRIEN DELAHAYE, LIBRAIRE-ÉDITEUR,
PLACE DE L'ÉCOLE-DE-MÉDECINE, 23.
1859.

Droits de traduction et de reproduction réservés.

CATALOGUE DES LIVRES DE FONDS

DE LA LIBRAIRIE

ADRIEN DELAHAYE

Paris, place de l'École-de-Médecine, 23.

GRAND ASSORTIMENT

D'OUVRAGES DE MÉDECINE ET DE CHIRURGIE

ANCIENNE ET MODERNE

Tous les ouvrages portés dans ce catalogue sont expédiés par la poste, dans les départements et en Algérie, *franco* et sans augmentation sur les prix marqués. Joindre à la demande des timbres-poste ou un mandat sur Paris.

BAUCHET, chirurgien des hôpitaux. **Du Panaris et du phlegmon de la main**, 1859, 1 vol. in-8, 2ᵉ édition augmentée.......... 3 fr. 50 c.

BAUDOT (Edmond), docteur en médecine. **Examen critique de l'incubation appliquée à la thérapeutique.** Paris, 1858, grand in-8. 1 fr. 25 c.

BARBASTE. **De l'état des forces dans les maladies et des indications qui s'y rapportent.** Paris, 1857, 1 vol. in-8 de 170 pages...... 2 fr.

BAYLE. **Encyclopédie des sciences médicales**, publiée sous la direction de M. BAYLE. 40 vol. in-8........................... 70 fr.

BAZIN, médecin de l'hôpital Saint-Louis, etc. **Leçons sur la scrofule**, considérée en elle-même et dans ses rapports avec la syphilis, la dartre et l'arthritis. Paris, 1859, in-8, deuxième édition (*sous presse*).

Adrien DELAHAYE, place de l'École-de-Médecine, 23.

BAZIN. Leçons théoriques et cliniques sur les affections cutanées parasitaires, professées à l'hôpital Saint-Louis, rédigées et publiées par A. Pouquet, interne des hôpitaux, revues et approuvées par le professeur. Paris, 1858, 1 vol. in-8 orné de 5 planches sur acier.......... 5 fr.

BAZIN. Leçons théoriques et cliniques sur les syphilides considérées en elles-mêmes et dans leurs rapports avec les éruptions dartreuses, scrofuleuses et parasitaires, professées par le docteur Bazin, recueillies et publiées par Louis Fournier, interne de l'hôpital Saint Louis, revues et approuvées par le professeur, 1859, 1 vol. in-8...................... 4 fr.

BONFILS, docteur en médecine, ancien interne lauréat des hôpitaux de Paris. **De l'emploi de l'émétique à haute dose**, dans une série de chorées observées à l'hôpital des Enfants malades en 1857, in-4 de 88 pages. .... 1 fr. 50 c.

BRACHET, professeur de pathologie générale, membre de l'Académie impériale de médecine, chevalier de la Légion d'honneur, etc. **Traité complet de l'hypochondrie.** 1844, 1 vol. in-8 de 739 pages. 3 fr. 50 c.
Ouvrage couronné par l'Académie de médecine de Paris.

BRACHET. Traité de l'hystérie, 1847, 1 vol. in-8 de 516 pages. .... 3 fr. 50 c.
Ouvrage couronné par l'Académie de médecine de Paris.

BRACHET. Traité pratique des convulsions dans l'enfance, 1837, deuxième édition revue et augmentée, 1 vol. in-8 de 460 pages. 3 fr. 50 c.
Ouvrage couronné par le Cercle médical de Paris.

BRACHET. Traité pratique de la colique de plomb, 1850, 1 vol. in-8 de 295 pages.................................... 1 fr. 50 c.
Ouvrage couronné par l'Académie des sciences de Toulouse.

BRACHET. Études physiologiques sur la théorie de l'inflammation, 1851, 1 vol. grand in-8, 68 pages..................... 1 fr. 50 c.

DEVALZ, docteur en médecine, ancien interne des hôpitaux de Paris. **Du varicocèle ovarien et de son influence sur le développement de l'hématocèle rétro-utérine**, 1858, in-4 de 46 pages.......... 1 fr. 25 c.

DOLBEAU, prosecteur de la Faculté de médecine de Paris, chirurgien des hôpitaux. **Mémoire sur une variété de tumeur sanguine, ou grenouillette sanguine**, 1857, in-8................................... 1 fr.

DOLBEAU. Mémoire sur les tumeurs cartilagineuses des doigts et des métacarpiens, 1858, in-8 de 66 pages............... 1 fr. 50 c.

DOLBEAU. Des tumeurs cartilagineuses de la parotide et de la région parotidienne, 1859, in-8 de 43 pages............... 1 fr. 25 c.

DUCHESNE, docteur en médecine, membre du Conseil d'hygiène, etc. De la prostitution dans la ville d'Alger depuis la conquête, 1853, 1 vol. in-8 .... 2 fr.

DURIAU, chef de clinique de la Faculté de médecine de Paris. Parallèle du typhus et de la fièvre typhoïde, 1855, in-8 de 55 pages. 1 fr. 25 c.

DURIAU et Maxime **LEGRAND**. De la péliose rhumatismale, ou érythème noueux rhumatismal, 1858, in-8................... 50 c.

FOUCHER, professeur agrégé à la Faculté de médecine de Paris, chirurgien des hôpitaux. Mémoire sur les kystes de la région poplitée, in-8. .... 1 fr. 25 c.

FOUCHER. Études sur les veines du cou et de la tête, grand in-8. 1 fr.

FOUCHER. Des déformations de la pupille, de leurs diverses causes et de leur valeur symptomatique, in-8...................... 75 c.

FOURCY (Eugène de), ingénieur en chef au corps des mines. Vademecum des herborisations parisiennes, conduisant par la méthode dichotomique aux noms d'ordre, de genre et d'espèce de toutes les plantes spontanées ou cultivées en grand dans un rayon de 30 lieues autour de Paris. Paris, 1859, 1 vol. in-18 de 330 pages.......... 4 fr. 50 c.

FOURNIER (Alfred), interne de l'hôpital du Midi. Recherches sur la contagion du chancre, 1857, in-8 de 7 feuilles............. 2 fr.

FOURNIER. Études sur le chancre céphalique, 1858, in-8. 1 fr. 25 c.

FRANCO (Pierre). Traité des hernies, nouvelle édition, d'après celle de 1561, précédée d'une introduction et accompagnée de notes historiques et critiques, par Ar. VERNEUIL, professeur agrégé à la Faculté de médecine de Paris, chirurgien des hôpitaux, et A. WARMONT, docteur en médecine, ancien interne des hôpitaux, 1859, 1 vol. in-8 avec planches dans le texte (*Sous presse*).

GENDRIN, médecin de l'hôpital de la Pitié. Traité de médecine pratique. Paris, 1838 à 1842, 3 vol. in 8.................... 10 fr.

GENDRIN. Leçons sur les maladies du cœur, 1842, 1 vol. in-8.. 4 fr.

GENDRIN. Monographie du choléra-morbus épidémique de Paris, rédigée spécialement sur les observations cliniques de l'auteur à l'Hôtel-Dieu de Paris, 1 vol. in-8........................... 5 fr.

GENDRIN. De l'influence des âges dans les maladies, 1 vol. in-8 de 108 pages.. 1 fr. 50 c.

GENDRIN. Lettres à M. Ducoux sur les eaux minérales, broch. 75 c.

GENDRIN. Mémoire sur le diagnostic des anévrysmes des grosses artères, in-8 de 70 pages............................. 1 fr. 25 c.

GUYON (F.), docteur en médecine, aide d'anatomie de la Faculté de médecine de Paris, etc. Études sur les cavités de l'utérus dans l'état de vacuité, depuis la naissance jusque dans la vieillesse, 1858, in-4 avec 2 planches... 2 fr.

HARDY, médecin de l'hôpital Saint-Louis, professeur agrégé à la Faculté de médecine de Paris, etc. Leçons sur les maladies de la peau, dartres, scrofulides, syphilides, rédigées et publiées par le docteur MOYSANT, ancien interne des hôpitaux, revues et approuvées par le professeur, 1858, 1 vol. in-8.. 3 fr. 50 c.

HARDY. Leçons sur les maladies de la peau, taches, difformités, maladies accidentelles, parasitaires, rédigées et publiées par M. GARNIER, interne des hôpitaux, revues et approuvées par le professeur, 1859, 1 vol. in-8 avec planches (*Sous presse*).

LABORDE, lauréat de la Faculté de médecine de Paris. De la valeur du chlorate de potasse dans le traitement des gingivites chroniques, avec ou sans pyorrhée alvéolo-dentaire, 1858, in-8............... 50 c.

JORDAO, docteur en médecine. Considérations sur un cas de diabète, 1857, in-4, 86 pages et 2 planches................... 1 fr. 50 c.

LEFORT, docteur en médecine de la Faculté de Paris, aide d'anatomie à la Faculté de médecine, etc. Recherches sur l'anatomie du poumon chez l'homme, 1859, 1 vol. grand in-8 de 130 pages et 2 planches. 2 fr. 50 c.

LEGOUEST, professeur de clinique chirurgicale à l'école impériale du Val-de-Grâce. Des kystes synoviaux du poignet et de la main, 1857, in-8 de 136 pages... 2 fr.

LEGOUEST. Des congélations observées à Constantinople pendant l'hiver de 1854-1855, 1856, mémoire in-8 de 31 pages... 1 fr. 25 c.

LEGOUEST. Études sur les amputations partielles du pied et de la partie inférieure de la jambe, 1856, mémoire in-8 de 54 pages... 1 fr. 50 c.

MALGAIGNE, professeur de médecine opératoire à la Faculté de médecine de Paris, chirurgien des hôpitaux, etc. Journal de chirurgie et Revue médico-chirurgicale de Paris. Ces deux collections importantes, publiées par M. Malgaigne, forment 22 volumes grand in-8 (*Journal de chirurgie*, 1843-1846, 4 vol., et *Revue médico-chirurgicale*, 1847 à 1855). Ces deux journaux réunis contiennent un grand nombre de mémoires originaux très importants et des articles critiques fort estimés. Prix de la collection complète, 22 vol... 40 fr.

MATTEI, docteur en médecine, professeur particulier d'accouchements. Études sur la nature et le traitement des fièvres puerpérales, des résorptions purulentes et des résorptions putrides, 1858, in-8 de 51 pages. .... 1 fr. 25 c.

MILLARD, interne des hôpitaux de Paris, vice-président de la Société anatomique, etc. **De la trachéotomie dans le cas de croup**, observations recueillies à l'hôpital des Enfants malades, années 1857 et 1858, in-4 de 247 pages.. 3 fr.

NONAT, médecin de l'hôpital de la Charité, professeur agrégé à la Faculté de médecine de Paris, etc. **Traité pratique des maladies de l'utérus et de ses annexes**, 1859, 1 vol. in-8 avec planches dans le texte (*Sous presse*).

PIORRY, médecin de l'hôpital de la Charité. **Leçons cliniques sur la scrofule**, recueillies par F. Duriau, chef de clinique de la Faculté, 1857, in-8.. 50 c.

RICORD, chirurgien de l'hôpital du Midi, membre de l'Académie impériale de médecine, etc. **Leçons sur le chancre**, rédigées et publiées par le docteur Fournier, ancien interne de l'hôpital du Midi, deuxième édition, revue et augmentée, 1 vol. in-8 avec planches coloriées (*Sous presse*).

RICORD. **Leçons sur les maladies des testicules**, publiées par V. Poisson, interne des hôpitaux (*sous presse*).

ROUGET, professeur agrégé à la Faculté de médecine de Paris. **Recherches sur les organes érectiles de la femme et sur l'appareil musculaire tubo-ovarien**, dans leurs rapports avec l'ovulation et la menstruation, 1859, in-8 avec 4 planches...................... 3 fr. 50 c.

ROUSSEAU, docteur en médecine, aide naturaliste et chef des travaux anatomiques du Muséum d'histoire naturelle de Paris, etc. **Anatomie du système dentaire chez l'homme et chez les principaux animaux**, nouvelle édition, augmentée du système dentaire de la chauve-souris commune, du hérisson et de la taupe. Paris, 1839, 1 vol. grand in-8 avec 31 planches dessinées d'après nature........................... 16 fr.

Ouvrage mentionné honorablement par l'Institut de France.

ROUYER (Jules). **Des vices de conformation du bassin**. Leçons et observations recueillies à la clinique d'accouchement de M. le professeur Paul Dubois, 1855, in-8 de 50 pages.................. 1 fr. 25 c.

ROUYER. **Des tumeurs de la région palatine formées par l'hypertrophie des glandules salivaires**, in-8 de 24 pages.................... 1 fr.

ROUYER. **Du traitement des kystes de l'ovaire par les injections iodées**, in-8.. 1 fr.

ROUYER. **Études chimiques sur les fongosités de la muqueuse utérine et sur leur traitement par l'abrasion et la cautérisation**, 1858, broch. in-4 de 50 pages.. 1 fr. 50 c.

SCHEVING, docteur en médecine de la Faculté de Paris, ex-médecin en chef des hôpitaux de Phalzbourg et de Montmédy. **Considérations médico-chirurgicales sur la tumeur blanche**, Examen pathologique, clinique et critique de la tumeur blanche, envisagée particulièrement au point de vue de la pathologie et de la thérapeutique médicales, 1858, in-8 de 160 pages.. 2 fr. 50 c.

THOLOZAN, professeur agrégé à l'école impériale du Val-de-Grâce. **Des métastases**, 1857, 1 vol. in-8 de 124 pages.................. 2 fr.

THOLOZAN. Hématologie (de l'état actuel des connaissances acquises en), 1853, 1 vol. in-4 de 112 pages.................. 2 fr. 50 c.

TRÉLAT, professeur agrégé à la Faculté de médecine de Paris. **De la nécrose causée par le phosphore**, 1857, 1 vol. in-8 de 120 pages. .... 2 fr. 50 c.

TRÉLAT. Des fractures de l'extrémité inférieure du fémur, 1854, in-4, 76 pages.................................. 3 fr. 50 c.

PRÉFACE.

Les livres et brochures de toutes sortes sur la syphilis ne manquent, assurément, pas; il suffit pour s'en convaincre de compulser un instant les archives de la science, ou même, seulement, de jeter les yeux sur les divers catalogues des librairies médicales. Je pense toutefois que ces leçons sur la syphilis en général et sur les syphilides en particulier trouveront leur place.

Je vais plus loin : j'ai la prétention de croire qu'elles sont destinées à remplir une lacune importante; mais il est nécessaire de donner au lecteur quelques explications propres à justifier, ou tout du moins à excuser une pareille présomption.

N'est-il pas de toute évidence qu'un des points les plus obscurs, dans l'histoire de la syphilis, est l'exposé des signes qui distinguent les éruptions vénériennes des éruptions dartreuses, scrofuleuses ou parasitaires avec lesquelles elles ont tant de caractères communs que le praticien est souvent fort embarrassé pour se prononcer sur leur nature et établir son diagnostic? Circonscrire le champ des syphilides, en tracer les limites exactes, exposer leurs signes distinctifs, tel est le problème difficile dont la solution a fait le sujet principal de mes leçons.

J'ai essayé de répandre la lumière sur ce point important de séméiotique : au lecteur de dire si j'ai atteint mon but.

Les difficultés, si grandes et parfois inextricables, que fait naître le diagnostic des éruptions vénériennes, s'expliquent par la multiplicité des formes que présentent ces éruptions. On trouve, en effet, dans les syphilides, toutes les formes des éruptions cutanées ; on y retrouve toutes les variétés que peuvent produire le siège élémentaire, le mode pathogénique et le cachet diathésique.

Dans certaines syphilides, on ne saurait élever le moindre doute sur le siège anatomique de l'éruption ; exemple : l'*acné syphilitique*, dans laquelle il est de toute évidence que l'inflammation occupe la glande sébacée ou le crypte pilifère.

Quant aux diversités du mode pathogénique, elles ne sont que trop manifestes dans les éruptions cutanées d'origine vénérienne. La pustule, mode essentiellement inflammatoire, s'y rencontre à côté du tubercule, simple vice de nutrition ; l'inflammation résolutive à côté de l'inflammation ulcéreuse. Ici, l'on constate une hypertrophie cutanée avec des éléments fibro-plastiques, ailleurs, de véritables gommes de la peau.

Enfin, sous le rapport du cachet diathésique, ai-je besoin de rappeler la couleur propre, le siège topographique, la forme, la disposition des éléments éruptifs, l'absence de prurit.

Ainsi, l'on peut dire de la syphilis, sans crainte de se tromper, qu'elle présente la variété dans l'unité.

On peut donc prendre pour modèle la dermopathie syphilitique, et lui comparer toutes les autres dermopathies constitutionnelles.

Mais, d'abord, quelles sont les preuves de l'identité de nature entre la dermopathie syphilitique et les autres accidents de la vérole ?

Eh bien ! ces preuves, nous les trouvons :

1° Dans la loi de coïncidence des affections entre elles ;

2° Dans les caractères objectifs qui distinguent la dermopathie syphilitique des autres dermopathies constitutionnelles ;

3° Dans l'action du mercure, car, tout en refusant à ce médicament le titre de spécifique, on ne peut s'empêcher d'admettre que sa puissance ne s'étende, jusqu'à un certain point, par delà les surfaces tégumentaires.

Partant, toute affection de la peau qui n'offre pas ce triple caractère d'apparaître à la deuxième période de la maladie, d'offrir un ensemble de caractères spécifiques, de céder au mercure, n'est point une affection syphilitique.

C'est donc à tort, selon nous, que M. Hardy, dont personne d'ailleurs n'apprécie plus que moi le remarquable savoir, a fait de la végétation une syphilide, puisqu'elle appartient à diverses périodes de la maladie, et qu'elle ne subit aucune modification de la part des préparations mercurielles. C'est à tort qu'il reconnaît une syphilide pigmentaire, puisque cette prétendue syphilide survient indistinctement dans toutes les périodes de la maladie, ne présente aucun des signes objectifs des autres syphilides et ne disparaît, en aucune façon, sous l'influence du mercure.

Je ferai remarquer que les mêmes considérations sont applicables à la scrofule, à l'arthritis, à la dartre, à toutes les maladies constitutionnelles.

On le voit donc, il ne faut pas dire, comme on l'enseigne dans l'école, que la syphilis se traduit sur la peau par des affections qui lui sont propres, parce que les accidents syphilitiques, cutanés ou autres, résultent de la pénétration, dans le corps, d'un virus qui infecte tous les tissus de l'économie, car on substitue, de cette façon, une explication tout hypothétique à la simple constatation d'un fait. Ce qui est plus grave, encore, c'est qu'on s'appuie sur cette hypothèse pour nier les rapports des affections entre elles dans les autres maladies constitutionnelles.

Poser la question de cette manière : Existe-t-il un virus scrofuleux, un virus arthritique ou herpétique, comme il existe un virus syphilitique? c'est faire un anachronisme, c'est reculer la science de cinquante années. Le problème, aujourd'hui, doit être formulé en ces termes: Chercher la relation des affections d'un système anatomique avec celles des autres systèmes, faire connaître un ensemble de caractères objectifs qui suffise à différencier le groupe de ces affections, indiquer le médicament sous l'influence duquel disparaîtront également les affections coïncidantes ou successives, quels que soient leur siége et leur mode pathogénique. La solution de ces questions suffit à la détermination de l'unité pathologique constitutionnelle.

Je l'ai dit ailleurs, on n'arrive pas du premier coup à la connaissance des maladies constitutionnelles. L'histoire de la science est là pour nous démontrer que nous acquérons successivement la connaissance des symptômes, puis celle des affections et celle, enfin, des rapports des affections entre elles. Ce travail de synthèse ne se fait pas en un jour.

Aussi, ne devons-nous pas nous étonner que l'histoire de la scrofule, de la dartre, de l'arthritis, soit encore si loin d'être complète.

A propos de la syphilis, qui emprunte toutes les formes des éruptions cutanées, il m'a semblé que c'était le cas de revenir sur un sujet à peine ébauché en 1855, la Séméiotique de la peau.

Dans un temps où la confusion règne comme aujourd'hui dans les esprits, on ne saurait trop s'arrêter sur des questions de méthodologie médicale : il est nécessaire avant tout de bien fixer les limites des diverses parties de la pathologie. Il était impossible de faire l'histoire des syphilides sans la faire précéder de celle de la syphilis en général et d'une courte esquisse de séméiotique cutanée.

Je me suis attaché à donner un tableau de la maladie vénérienne aussi simple et aussi fidèle que possible. J'ai fait en sorte de dégager son histoire de toutes les hypothèses qui l'obscurcissent, dans le plus grand nombre des écrits des syphiliologues.

Sans doute, on ne trouvera pas, dans ces leçons, autant d'aperçus nouveaux que dans nos précédentes leçons sur les affections parasitaires et les scrofulides : le sujet, plus étudié, mieux connu des auteurs, ne se prêtait pas à un pareil travail.

Qu'il me soit permis d'adresser des remercîments à M. Louis Fournier, mon interne, qui s'est chargé de la rédaction de mes leçons et s'est acquitté de sa tâche avec une grande distinction.

E. Bazin.

Janvier 1859.

LEÇONS THÉORIQUES ET CLINIQUES

SUR

LES SYPHILIDES

CONSIDÉRATIONS GÉNÉRALES.

L'année, qui vient de s'écouler depuis nos dernières réunions, a été heureuse pour la propagation des nouvelles doctrines.

La question du parasitisme a été portée devant l'Académie par nos adversaires eux-mêmes, et je n'ai pas besoin de vous rappeler la triste fin du débat.

Parmi les hommes du passé, les uns, niant systématiquement le progrès, n'ont admis aucun des faits nouveaux révélés par le microscope. Ils sont restés ce qu'ils étaient il y a vingt ans, persuadés, au grand détriment de la science et des malades, que Biett mort, le dernier mot était dit en dermatologie.

Pour eux, les affections autrefois incurables, le sont encore aujourd'hui ; quelques-uns d'entre vous n'ont-ils pas vu, en effet, ces jours derniers dans nos salles, deux malades, le frère et la sœur, guéris en deux mois d'un favus pour lequel ils avaient inutilement séjourné dix-sept mois dans le service d'un médecin de cet hôpital, connu pour son opposition aux idées nouvelles.

Les autres ont accepté quelques-uns des résultats du microscope, mais bientôt voulant tout concilier, le présent avec le passé, les nouvelles doctrines avec les anciennes, ils n'ont réussi qu'à créer un système hybride, et à rétablir la confusion et l'obscurité dans les questions où le microscope avait fait briller la lumière.

Enfin, malgré des attaques passionnées, les affections parasitaires ont conquis désormais leur place dans les cadres nosologiques. J'en ai fait l'histoire dans les leçons de 1857, rédigées avec talent et fidélité par M. Pouquet, interne du service. J'avais en 1856 parlé des manifestations cutanées de la scrofule, de la dartre et de l'arthritis, de sorte que pour en finir avec les affections de la peau de cause interne, il me reste à traiter maintenant des syphilides.

Le mot *syphilide* a été créé par Alibert, pour désigner les dermatoses développées sous l'influence de la syphilis. Cette dénomination est mauvaise, car le mot *syphilide* signifie, qui a la forme de syphilis, mais le temps en a consacré l'usage, et je l'adopterai. Fuchs avait proposé les noms de *syphilose* et de *scrofulose* qui n'ont point prévalu. C'est pour faire pendant à cette classe des syphilides, que j'ai créé celle des scrofulides. Le mot, après avoir soulevé bien des orages et bien des tempêtes, est enfin définitivement passé dans la science.

M. Hardy l'a adopté, mais la classe des scrofulides ne comprend, pour lui, que les affections malignes de la peau qui dépendent de la scrofule, le lupus, par exemple ; tandis que j'y fais rentrer aussi sous le nom de scrofulides bénignes, d'autres affections superficielles, il est vrai, et n'amenant aucune destruction des téguments, mais qui n'en sont pas moins des manifestations scrofuleuses.

M. Bouchut décrit aussi les scrofulides dans son *Traité des maladies de l'enfance*, et MM. Littré et Charles Robin leur ont consacré un paragraphe dans la dernière édition du *Dictionnaire de Nysten*.

Alibert a décrit trois espèces de syphilides : la syphilide *pustulante*, la syphilide *végétante* et la syphilide *ulcérante*.

De ces trois espèces, je n'admets que la première ; l'ulcère, en effet, est un phénomène secondaire, et si, dans le chancre, par exemple, il paraît être le phénomène primitif, c'est que la première période caractérisée par une vésicule ou une pustule est très courte, et peut ainsi échapper à l'observation.

Quant à la végétation, ce n'est pas une affection syphilitique ; c'est un accident purement local qui dépend de l'irritation produite par un fluide spécifique, et contre lequel échouent constamment les préparations mercurielles. Les hommes qui professent en syphiliographie les doctrines les plus opposées, MM. Lagneau, Cazenave et Ricord, se sont tous accordés pour admettre le développement des végétations sous l'influence de l'irritation simple. Quant à moi, je pense que, pour amener un pareil résultat, il faut que le liquide irritant possède des qualités spécifiques. Nous voyons bien souvent en effet dans nos salles, des eczémas des bourses avec suintement et excoriations, qui présentent par conséquent toutes les conditions favorables au développement des végétations par simple irritation ; pourtant nous n'avons jamais vu ces productions se développer en pareil cas.

M. Ricord dit avoir observé des masses végétantes à la vulve chez des filles vierges, mais c'est là, je crois, une virginité dont il faut singulièrement se défier. Et d'ailleurs, on conçoit très bien que, malgré la persistance de la membrane hymen, il se peut qu'il y ait eu contamination par un fluide spécifique.

On a dit également que les végétations n'étaient pas rares chez les femmes enceintes. Mais il est certain que les observateurs ont souvent confondu les varices et les hypertrophies caronculaires de la vulve avec ces productions. Dans tous les cas de véritables végétations que j'ai pu observer chez les femmes enceintes, j'ai constamment noté la coexistence d'une vaginite granuleuse.

Les syphilides ont toutes un air de famille qui les caractérisé assez pour que, le plus souvent, on puisse les diagnostiquer sans avoir besoin de remonter aux antécédents.

Aussi, a-t-on de la peine à comprendre que des hommes de l'habileté de M. Lebert, aient pu dire que la syphilis cutanée comme la scrofule cutanée, n'avait pas de caractère spécifique.

Il est vrai que la couleur dite syphilitique se montre quelquefois dans d'autres maladies, la dartre par exemple, et qu'elle peut manquer dans la syphilis. Mais il y a d'autres caractères, comme ceux qui se tirent du siége, du mode de groupement des éléments primitifs, etc., dont l'ensemble donne à la syphilis un cachet qui permet de la reconnaître.

Je ne veux pourtant pas dire par là que toujours le diagnostic soit facile; car on voit les médecins les plus exercés commettre journellement des erreurs.

A l'hôpital du Midi, la théorie est cause que beaucoup d'affections vénériennes tardives sont méconnues et prises pour de la dartre.

A l'hôpital Saint-Louis c'est le contraire; beaucoup d'affections parasitaires et dartreuses sont considérées comme syphilitiques. Nous avons eu dans notre service un malade, qui portait au front des cercles herpétiques simulant, par leur teinte et leur disposition, la corona veneris. L'épilation et les parasiticides ont fait justice de cette affection, pour laquelle un médecin de cet hôpital, versé dans l'étude spéciale des syphilides, avait prescrit un traitement mercuriel.

L'étude des syphilides suppose la connaissance préalable de la maladie syphilitique elle-même, et de la séméiotique cutanée. Il faut, en effet, connaître non-seulement les rapports des syphilides avec les autres manifestations de la vérole, mais encore savoir ce que c'est qu'une papule, un tubercule, une macule. Sans la connaissance exacte de la valeur absolue et relative de ces dénominations, on ne peut s'entendre dans les questions de diagnostic, et ce qui est papule pour l'un, est tubercule pour l'autre et réciproquement.

PREMIÈRE PARTIE.

DE LA SYPHILIS CONSIDÉRÉE COMME UNITÉ PATHOLOGIQUE.

L'étude de la maladie vénérienne considérée comme unité pathologique comprend, comme celle de toute maladie :

L'historique,
La nosographie,
L'étiologie,
La séméiotique,
La thérapeutique.

Les considérations historiques, sur lesquelles je n'ai pas d'ailleurs l'intention de m'étendre longuement, trouveront mieux leur place dans le chapitre consacré à l'étiologie, lorsque j'aborderai les questions de doctrine et de pathogénie.

CHAPITRE PREMIER.

NOSOGRAPHIE.

Commençons par définir la maladie vénérienne. Les auteurs qui ont essayé de le faire ont eu le tort de baser leur définition sur une hypothèse ; c'est le reproche qu'on peut adresser en particulier à M. Ricord qui dit : « La vérole est une maladie constitutionnelle causée par un chancre infectant. »

La définition d'une maladie, pour être bonne, doit résumer

les principaux caractères tirés de la marche, de la durée, etc., qui permettent de la reconnaître et de la distinguer des autres.

C'est d'après ces principes que je propose la définition suivante de la syphilis :

La syphilis est une maladie constitutionnelle, contagieuse, inoculable, essentiellement héréditaire, continue ou intermittente, d'une durée ordinairement fort longue, marchant de la périphérie vers le centre, de la peau vers les viscères, et se traduisant par des affections résolutives d'une part, ulcéreuses de l'autre, et sur tous les systèmes anatomiques, par deux produits morbides, la gomme et l'élément fibro-plastique.

Dans les leçons de 1856, j'ai divisé la symptomatologie des maladies constitutionnelles en affections propres et en symptômes communs ou état général du malade.

Cette division est applicable en tous points à la syphilis.

On a distingué aussi les affections propres en affections précoces et affections tardives, leur siége étant en rapport avec l'âge de la maladie. Mais M. Bassereau s'est élevé contre cette distinction, parce que la syphilis étant pour lui un empoisonnement, il considère l'infection générale comme se faisant en même temps sur tous les systèmes, les membranes tégumentaires aussi bien que les tissus osseux et fibreux. A l'appui de son opinion, il signale l'apparition simultanée des syphilides secondaires et des douleurs ostéocopes et rhumatoïdes.

Mais on peut objecter à M. Bassereau qu'il confond dans ce cas les affections propres avec les symptômes communs ; les céphalées, les douleurs ostéocopes et rhumatoïdes, vagues et sans siége bien déterminé, doivent être rangées dans cette dernière classe.

La maladie vénérienne présente dans son évolution quatre

périodes. Je ne veux parler ici, ni de la syphilis héréditaire, ni de la syphilis consécutive à la contagion des accidents secondaires, ni de celle qui débute d'emblée par une des trois dernières périodes, mais seulement de celle qui succède à la contagion ou à l'inoculation des accidents primitifs.

§ I. — Accidents de la première période.

Les accidents de la première période se divisent en accidents primitifs, *chancre* et *gonorrhée*; accidents de succession, *lymphangite* et *bubon*, et accidents de contagion locale, *végétations*. Ces dernières se rattachent à la syphilis, comme les polypes et les verrues à la scrofule, et le traitement antisyphilitique n'agit pas plus sur elles que le traitement antiscrofuleux sur ces dernières.

1° Accidents primitifs.

a. Gonorrhée. — Tandis que le chancre est exclusivement dévolu à la vérole, la gonorrhée appartient à toutes les maladies constitutionnelles, à la scrofule, à la dartre, à l'arthritis, comme à la syphilis.

Mais que doit-on entendre par blennorrhagie syphilitique? Si, écartant toute hypothèse, on s'en tient à l'observation pure, on constate qu'après un certain nombre de blennorrhagies dans lesquelles un examen attentif n'a fait découvrir que l'écoulement uréthral, les accidents de la vérole se sont développés. Ce sont des faits qu'admettent toutes les écoles, M. Cazenave aussi bien que M. Ricord; seulement ce dernier ajoute qu'il y avait, ou un chancre larvé ou un chancre méconnu.

Outre que c'est là une hypothèse, on peut objecter avec M. Cazenave que le nombre des syphilides consécutives à l'écoulement uréthral serait toujours plus considérable que celui des chancres de l'urèthre bien et dûment constatés ou admis hypothétiquement.

Si un certain nombre de blennorrhagies sont syphilitiques, il faut reconnaître que ce nombre est très restreint. Dans l'immense majorité des cas, l'écoulement uréthral n'a aucun rapport avec la vérole.

Combien, en effet, ne voit-on pas d'individus qui ont eu, non pas une, mais quinze et vingt chaudepisses, et qui pourtant n'ont jamais éprouvé de symptômes d'infection constitutionnelle et ont procréé des enfants parfaitement sains ? Si donc M. Ricord a eu le tort de nier l'existence du catarrhe spécifique, M. Cazenave a eu celui de trop exagérer le nombre des syphilides consécutives à la blennorrhagie.

Ce qui rend si difficiles les recherches sur la gonorrhée syphilitique, c'est l'absence complète de caractères objectifs dans cette affection. On a bien essayé de les chercher dans la marche, dans la durée de l'écoulement, dans les caractères du muco-pus, mais on n'est arrivé à aucun résultat satisfaisant. Nous verrons plus tard s'il existe quelques signes subjectifs.

b. Chancre. — Le chancre est un ulcère de la peau ou des membranes muqueuses, survenant au point contaminé par le virus syphilitique.

L'ulcère est précédé constamment par une vésicule ou une pustule qu'on ne peut observer que lorsqu'on assiste aux phénomènes qui suivent l'inoculation.

Les auteurs ont distingué trois périodes dans l'évolution du chancre : la période vésico-pustuleuse, la période ulcérative et la période de cicatrisation. Je vous renvoie pour ces détails tout à fait accessoires pour nous, aux traités spéciaux de syphiliographie.

Tous les chancres sont-ils infectants? Un certain nombre d'entre eux sont-ils des accidents purement locaux, sans retentissement sur l'économie? Ce sont là des questions que je me propose d'aborder plus tard.

L'inflammation locale déterminée par le chancre s'accompagne toujours d'une petite dureté inflammatoire qu'il ne faut pas confondre avec l'induration spéciale de la deuxième période. Tout chancre n'étant pas fatalement voué à l'induration, peut-on, d'après certains caractères, prédire à son début s'il s'indurera? M. Ricord a prétendu que le chancre qui doit s'indurer présente un fond lisse, des bords taillés en biseau et un aspect cupuliforme. Mais ce sont déjà des modifications qui dépendent de la deuxième période; dans la première, tous les ulcères primitifs présentent des caractères identiques, et dès lors on ne peut savoir si leur base doit s'indurer.

La transformation de l'ulcère primitif en plaque muqueuse appartient aussi à la deuxième période. On a prétendu que le chancre induré seul pouvait ainsi se transformer. Lisez l'excellent mémoire que MM. Davasse et Deville ont publié sur les plaques muqueuses, et vous resterez convaincus que dans les observations rapportées par eux de transformation des chancres en plaques muqueuses, il s'agit de chancres mous et non de chancres indurés. De même, si dans le livre de M. Bassereau vous consultez le résumé des différentes formes de chancres qui ont précédé le développement de la grande papule humide, vous verrez que dans cinq cas ces chancres étaient phagédéniques, et que dans trois autres l'ulcération dépassait la muqueuse. Or, ainsi que nous le dirons plus tard, le phagédénisme et la profondeur de l'ulcération appartiennent essentiellement au chancre mou.

Quant à la contagion des plaques muqueuses, je l'admets

dans certaines conditions déterminées, mais seulement comme accident secondaire, c'est-à-dire que la plaque muqueuse produit la plaque muqueuse, et jamais le chancre.

Bien que le plus souvent les caractères objectifs du chancre suffisent pour le diagnostic, il y a pourtant des cas où il devient difficile de le distinguer des ulcérations d'autre nature. C'est alors que l'inoculation devient pour le praticien une précieuse ressource.

L'incubation pour le chancre est généralement de deux à trois jours, pour la blennorrhagie de sept à quinze, et enfin, la durée de la première période de la vérole varie de cinq à sept jours à plusieurs mois.

2° Accidents de succession.

Les accidents de succession ne sont autre chose que l'extension du travail inflammatoire qui se passe au point contaminé, sur les lymphatiques et les ganglions compris dans sa sphère d'action.

Les vaisseaux lymphatiques forment de petits cordons durs, moniliformes, et les ganglions s'enflamment avec le tissu cellulaire périphérique. Nous remarquerons que ces adénopathies sont mono-ganglionnaires, ce qui les distingue des adénopathies multiples, compagnes du chancre induré, qui, du reste, suppurent très rarement.

Le siége de ces adénites ou bubons varie suivant celui qu'occupe l'accident primitif. S'ils sont si fréquents à la région de l'aine, c'est que le chancre siége le plus souvent aux parties génitales; ils peuvent se montrer dans toute autre région, suivant l'endroit où l'accident primitif se sera développé. Nous avions il y a quelque temps, en effet, dans nos salles, un malade qui portait un bubon sus-épitrochléen consécutif à un chancre du doigt médius.

3° Accidents de contagion locale.

Les végétations qui constituent le groupe des accidents de contagion locale sont, comme nous l'avons dit, produites par l'irritation d'un fluide spécifique et complétement indépendantes de la diathèse syphilitique.

§ II. — Accidents de la deuxième période.

Cette période peut débuter d'emblée ou succéder, après un temps plus ou moins long, aux accidents primitifs avec lesquels elle se continue souvent. Jamais, à moins qu'il n'y ait eu une nouvelle contamination, les phénomènes de la première période ne reparaissent dans la seconde.

Cependant M. Auzias-Turenne prétend, avec la plupart des anciens auteurs, que la blennorrhagie peut, sous la seule influence diathésique, se manifester à cette époque; de sorte que l'écoulement uréthral pourrait être non-seulement un accident primitif, mais encore un accident constitutionnel.

Émise par un homme aussi compétent en matière de syphiliographie, cette opinion méritait un sérieux examen. Aussi ce n'est qu'après l'avoir longtemps méditée, après avoir en vain interrogé la clinique pour trouver un accident primitif devenu manifestement constitutionnel, que je me suis décidé à la rejeter complétement. Les blennorrhagies dites constitutionnelles ne sont autres que les catarrhes de l'urèthre entretenus par les vices scrofuleux, dartreux et arthritique.

Certains auteurs ont décrit dans la vérole une période prodromique caractérisée par des céphalées, des douleurs ostéocopes et même des symptômes fébriles se rattachant à ce qu'on a nommé la fièvre syphilitique.

Je range toutes ces manifestations parmi les symptômes

communs. Du reste elles ne sont pas constantes, et l'on doit remarquer que c'est surtout chez les malades qui ont pris du mercure qu'on les voit manquer complétement. Malgré cette heureuse influence des préparations mercurielles données dès le début de la maladie vénérienne, je pense qu'administrées outre mesure, elles ne font qu'exaspérer les céphalées et les douleurs rhumatoïdes, loin de s'opposer à leur développement.

Je diviserai les accidents de la deuxième période en accidents secondaires proprement dits, accidents de transition et accidents de contagion locale.

1° Accidents secondaires proprement dits.

Les premiers, annexés au chancre, sont l'*induration* du chancre, celle des ganglions et vaisseaux lymphatiques, les plaques muqueuses, puis les syphilides de la peau et des membranes muqueuses et l'induration des ganglions et vaisseaux lymphatiques sous-cutanés.

a. Induration. — L'induration du chancre et l'induration hypertrophique des ganglions et cordons lymphatiques annexés au chancre, présente des variétés de forme et de consistance sur lesquelles je n'ai pas à m'étendre ici : tantôt l'induration du chancre est profonde et donne la sensation d'une demi-sphère située au-dessous de l'ulcère qui reposerait sur sa surface plane, tantôt elle est annulaire ou parcheminée.

Quoi qu'on en ait dit, cette induration plastique est très facile à reconnaître par une sensation particulière qui échappe à toute description, mais qu'on distingue toujours aisément pour peu qu'on l'ait une seule fois bien constatée. Aussi n'est-ce pas une manière sérieuse d'argumenter que celle qui est en honneur à l'hôpital du Midi. Lorsqu'on cite aux élèves de cette école des cas de syphilides consécutives au chancre mou, ou de bubons suppurés à la suite du chancre induré, ils ne manquent pas de vous répondre ou qu'on a méconnu l'induration, ou confondu avec elle la dureté inflammatoire dont j'ai parlé précédemment. A l'une de nos dernières consultations de l'hôpital, il s'est présenté une malade affectée d'une tuméfaction très étendue de la lèvre inférieure : bien que nous n'ayons pas découvert de cicatrice, la consistance particulière de cette tumeur nous fit penser à une infiltration plastique consécutive à un chancre induré, et en effet l'événement justifia nos prévisions, puisque cette dureté disparut en trois semaines sous l'influence des pilules de proto-iodure. Peut-être eût-on découvert la cicatrice du chancre si l'on eût examiné avec soin la face interne de la lèvre.

b. Plaques muqueuses. — Ces plaques muqueuses peuvent survenir spontanément, ou bien résulter de la transformation du chancre. Nous avons vu que, contrairement à l'opinion de quelques auteurs, cette transformation appartenait essentiellement au chancre mou.

On a cherché à assigner aux plaques muqueuses une place parmi les syphilides; c'est ainsi que Biett et ses élèves, MM. Gibert, Cazenave, Legendre, les ont décrites comme une syphilide tuberculeuse plate : c'est ainsi que M. Bassereau a fait rentrer la plaque muqueuse dans la syphilide papuleuse sous le nom de grande papule humide. Mais il faut remarquer que tandis que le tubercule syphilitique est une manifestation tardive, la plaque muqueuse est un accident tellement précoce que quelques auteurs le regardent dans certains cas comme primitif; de plus la consistance du tubercule, pas plus que celle de la papule, n'est celle de la plaque muqueuse. Aussi, au lieu de forcer les analogies pour la faire rentrer dans la classe des syphilides divisées d'après les ordres de Willan, j'aime mieux, à l'exemple de Vidal et des auteurs du *Compendium*, la considérer comme un produit spécial, un symptôme propre de la maladie vénérienne.

c. *Syphilides.* — Et d'abord que doit-on entendre par une syphilide?

Une syphilide est une affection de la peau qui se montre sous la forme des éruptions communes et se manifeste spontanément sous l'influence de la diathèse syphilitique.

Les syphilides devant être l'objet d'une description spéciale, je ne veux ici qu'énoncer rapidement quelques généralités relatives à leur histoire.

On les a distinguées en syphilides précoces et en syphilides tardives. Je préfère les diviser d'après leur mode de terminaison en résolutives et en ulcéreuses. Généralement, les syphilides résolutives ou bénignes sont précoces, tandis que les syphilides ulcéreuses ou malignes sont tardives. Ce n'est pas là pourtant une règle absolue : vous avez pu voir, en effet, dans le service, un malade dont les accidents primitifs remontent à peine à trois mois, et qui, pourtant, est affecté d'un ecthyma à forme ulcéreuse sur les jambes.

Il existe deux ordres de syphilides résolutives ou bénignes : la syphilide exanthématique, le mot étant entendu dans le sens que lui donnait Alibert, comme la roséole, la syphilide miliaire, etc., et les syphilides circonscrites, généralement boutonneuses, comme la syphilide tuberculeuse en groupes.

Les syphilides ulcéreuses ou malignes se partagent en trois ordres anatomiques, qui correspondent parfaitement aux ordres chronologiques. Le premier ordre comprend les syphilides de la superficie qui débutent soit par des vésicules, soit par des bulles, soit par des pustules. Le second, celles de la couche moyenne, dont le tubercule est la lésion initiale, comme les syphilides tuberculo-crustacée ulcéreuse, tuberculo-crustacée serpigineuse.

Dans le troisième ordre rentrent les syphilides de la partie profonde de la peau, c'est-à-dire les tumeurs gommeuses de cette membrane tégumentaire.

d. Induration des lymphatiques sous-cutanés. — En même temps que les syphilides, on constate l'induration des ganglions qui forment de petites tumeurs roulant sous le doigt, ainsi que celle des vaisseaux lymphatiques. Ces derniers donnent au toucher la sensation de petits cordons que les auteurs ont bien décrits sur la verge, mais qu'ils n'ont pas signalés dans les autres régions.

J'insiste sur la présence de ces petits cordons, qu'on trouve surtout à la partie interne des membres supérieurs et inférieurs, parce que, dans un cas obscur, ils peuvent être un élément précieux de diagnostic. C'est à cause de cette importance de l'induration des ganglions et des vaisseaux lymphatiques dans le diagnostic des syphilides, que je les signale après avoir parlé de ces éruptions et comme un symptôme à part. D'après la théorie, leur développement devrait précéder les éruptions tégumentaires, mais dans tous les cas où j'ai constaté leur présence, il y avait coexistence de syphilide.

2° Accidents de transition.

Je décrirai, comme accidents de transition, l'iritis syphilitique et le testicule vénérien.

a. Iritis. — Si je fais de l'iritis un accident de transition, c'est que cette affection s'observe tantôt dans la deuxième, tantôt dans la troisième période. Déformation de la pupille, diminution ou abolition de la contractilité de l'iris, modification de couleur de cette membrane, qui prend souvent une teinte cuivrée, tels sont les principaux signes de l'iritis. Je dois vous faire remarquer cependant que la couleur peut être un caractère trompeur, certains iris à l'état normal ayant une coloration qui peut en imposer pour la teinte cuivrée.

b. Testicule vénérien. — On ne doit pas confondre le testicule vénérien avec l'orchite blennorrhagique ni avec la gomme du testicule ou sarcocèle proprement dit : dans le testicule vénérien, l'induration est sous forme de plaques et n'est généralement accompagnée d'aucune douleur.

Je dois ici relever une erreur qui s'est glissée dans les leçons de 1856 : c'est à tort qu'on y voit figurer le testicule vénérien parmi les accidents de la quatrième période ou période viscérale.

3° Accidents de contagion locale.

Les accidents secondaires de la syphilis, comme ceux de la première période, peuvent donner lieu à des produits végétants qui résultent de l'irritation des liquides qu'ils sécrètent. On remarque seulement que ces végétations sont alors moins vivaces.

Après avoir attaqué, dans la période secondaire, les membranes tégumentaires, la syphilis envahit des tissus plus profondément situés, et l'on voit arriver la période tertiaire qui peut, du reste, comme les autres périodes de la syphilis, s'établir d'emblée.

§ III. — Accidents de la troisième période.

Les altérations tertiaires de la syphilis ont pour siège le système locomoteur et le tissu cellulaire profond.

Dans le système locomoteur, elles occupent principalement la charpente osseuse, puis le système fibreux et le tissu musculaire. Tantôt l'affection osseuse débute par le tissu de l'os lui-même, tantôt elle résulte de l'extension d'une lésion des téguments, de sorte qu'en pareil cas les symptômes tertiaires continuent véritablement les symptômes secondaires. Quoi de plus fréquent, en effet, que de voir un lupus syphilitique envahir les os de la face et les frapper de carie et de nécrose après avoir détruit les parties molles ?

Il faut remarquer que, tandis que la scrofule s'attaque surtout aux extrémités articulaires des os longs et aux os courts, la syphilis atteint principalement les os longs et les os plats.

Les lésions osseuses de la syphilis peuvent affecter le mode inflammatoire, le mode hypertrophique et le mode hétéromorphe.

Au mode inflammatoire on doit rattacher l'ostéite et la périostite, qui amènent consécutivement la nécrose et la carie; cette dernière étant toutefois plus fréquente dans la scrofule que dans la syphilis. Je dois ici insister sur une forme particulière de la carie qui donne lieu à l'élimination de petits séquestres poreux à leur surface. Rares dans la syphilis, ces petits fragments se rencontrent souvent dans les affections du squelette qui dépendent de la scrofule; aussi, dans un cas douteux, leur présence peut-elle permettre d'arriver au diagnostic de la maladie constitutionnelle qui entretient une lésion osseuse.

Au mode hypertrophique, nous rapporterons l'exostose et l'hyperostose. Cette dernière est plus fréquente dans la scrofule que dans la syphilis, et quand elle appartient à cette dernière maladie, elle s'accompagne de douleurs, ce qui n'a pas lieu lorsqu'elle est sous la dépendance de la scrofule. Cependant ce n'est pas là une règle absolue. Je me souviens, en effet, d'avoir observé à l'hôpital Saint-Antoine un malade affecté d'hyperostose de la clavicule et de néphrite albumineuse, et qui guérit rapidement sous l'influence du sirop de bi-iodure de mercure, après avoir longtemps pris inutilement l'huile de foie de morue et tous les antiscrofuleux qui paraissaient d'abord si bien indiqués.

Le mode hétéromorphe se caractérise par des gommes et des tumeurs fibro-plastiques. Ces dernières sont des affections assez rares qu'on rencontre plutôt dans la cavité médullaire que dans le tissu osseux proprement dit. Le *spina ventosa*, en effet, qu'on a l'occasion d'observer assez souvent dans la scrofule, est une manifestation assez rare de la syphilis.

Dans les tissus fibreux, tendons, ligaments, aponévroses, on trouve des tumeurs gommeuses qui forment sur le trajet des tendons ces renflements connus généralement sous le nom de *nodus* : le tendon du muscle sterno-cléido-mastoïdien est, comme on le sait, le siége de prédilection de ces nodus. L'enveloppe fibreuse des corps caverneux est aussi quelquefois envahie par l'infiltration plastique. J'ai observé, chez un vieillard de quatre-vingts ans, une induration de cette enveloppe qui était survenue trente ans après les accidents secondaires.

M. Philippe Boyer a décrit une tumeur blanche syphilitique. Tout en admettant cette arthropathie spécifique, je pense qu'en pareil cas elle est caractérisée, non par des altérations osseuses des extrémités articulaires, mais par l'induration des tendons et des ligaments, par des gommes du tissu cellulaire et des douleurs profondes ayant le caractère des douleurs ostéocopes.

Le système musculaire est le siége de douleurs rhumatoïdes, de contractures et de tumeurs gommeuses.

Les douleurs et les contractures sont des symptômes communs ; quant aux tumeurs, elles consistent dans une infiltration plastique de l'enveloppe du muscle ou de son tissu lui-même, infiltration qui peut se terminer par une fonte purulente.

Dans le tissu cellulaire profond, on trouve des tumeurs gommeuses qui donnent lieu souvent à des abcès gommeux et à des ulcérations. Mais dans la syphilis comme dans la scrofule, peut-il se former spontanément des abcès froids? M. Depaul pense que les abcès froids développés dans le thymus, chez les nouveau-nés, doivent être rapportés à la syphilis.

Telles sont les altérations si variées de la période tertiaire; mais avant d'aborder la quatrième, je dois signaler entre ces deux périodes des accidents de transition qui sont les gommes du testicule et de la langue, et la phthisie laryngée.

§ IV. — Accidents de la quatrième période.

Après la peau, les membranes muqueuses, les tissus osseux, fibreux et musculaire, la syphilis, procédant ainsi des parties superficielles vers les parties profondes, finit par gagner les viscères. C'est dans les organes contenus dans les cavités céphalo-rachidiennes que se rencontrent le plus souvent ces manifestations syphilitiques, dont les viscères des cavités thoracique et abdominale sont loin d'être exempts.

Mais il faut bien distinguer les accidents dus à la compression des centres nerveux par les tumeurs syphilitiques, les exostoses, par exemple, de ceux qui se développent dans le cerveau ou la moelle épinière sous l'influence diathésique seule. Il faut aussi dans la production de ces phénomènes nerveux faire la part de ce qui doit être attribué au mercure.

J'ai vu dans quelques cas, sur des malades atteints de syphilis secondaire ou tertiaire, soumis depuis longtemps à un traitement mercuriel, se produire soit un mouvement convulsif, soit une perte de mémoire, soit une hyperesthésie locale. Si malgré l'apparition de ces troubles, le plus souvent instantanés, on continue la médication, on ne tarde pas à voir se développer des accidents plus graves, trop souvent au-dessus des ressources de l'art, comme l'hémiplégie ou la paraplégie.

Mais si l'on suspend à temps l'usage des préparations mercurielles pour les remplacer par l'iodure de fer ou de potassium, tout cet appareil symptomatologique si effrayant disparaît avec rapidité.

C'est en surveillant attentivement son malade, en cessant à propos l'usage du mercure, qu'on peut espérer arriver sans accident à une guérison durable.

C'est aussi d'après ces principes que je me suis conduit dans le cas suivant :

Une jeune dame atteinte de syphilis constitutionnelle, et qui a passé par toutes les périodes de cette maladie, puisque après avoir été affectée d'une syphilide tuberculo-ulcéreuse, d'une destruction du voile du palais et de l'épiglotte, elle présenta tous les symptômes pulmonaires dus à la fonte de tumeurs gommeuses des poumons, et tous les signes d'une maladie du foie et d'une néphrite albumineuse, fut, en raison de ces accidents, soumise par moi à l'usage des préparations mercurielles. Pendant le cours de ce traitement, elle fut prise tout à coup de perte de la mémoire et de déviation de la langue. Je substituai alors le sirop d'iodure de fer au mercure, pour revenir plus tard à ce dernier médicament. Maintes fois, dans la crainte d'une hémiplégie, j'ai suspendu les préparations mercurielles, ne les reprenant que quand j'étais contraint de le faire par de nouvelles poussées tuberculo-ulcéreuses vers la peau, et la malade, déclarée phthisique par les princes de la science, jouit maintenant d'une santé excellente, après avoir subi un long traitement alternativement par le mercure, et les iodures de potassium et de fer.

Par quelles affections la maladie syphilitique se traduit-elle sur les centres nerveux? C'est le plus souvent par la paraplégie, et d'autres fois par tous les symptômes du ramollissement cérébral. Combien ne voit-on pas succomber de malades dans les hôpitaux de vieillards à des affections syphilitiques du cerveau et de la moelle dont la nature est complétement méconnue. C'est qu'en effet il n'existe pas pour ces affections de caractères objectifs qui permettent de reconnaître si elles sont sous la dépendance de la syphilis constitutionnelle. C'est là une lacune dans la pathologie cérébrale, et un point sur lequel il faut attirer l'attention des observateurs.

Je vous citerai à ce sujet un malade qui, pris tout à coup de perte de connaissance, d'hémiplégie, fut considéré, à cause de la gravité des symptômes cérébraux, comme voué à une mort certaine. Il était à peine guéri d'ecthyma superficiel et profond pour lequel il avait réclamé mes soins. Mes confrères se proposaient de le traiter par les moyens ordinaires; mais en raison des antécédents syphilitiques, je crus utile de m'opposer à cette médication, et de conseiller l'iodure de potassium qui fut immédiatement administré. Un succès rapide et complet vint confirmer l'opinion que j'avais émise sur la nature de cette paralysie.

Examinons maintenant les altérations syphilitiques des viscères contenus dans la cavité thoracique.

Des tumeurs gommeuses peuvent se développer dans le parenchyme pulmonaire et donner lieu, par leur ramollissement, à des excavations qui simulent la phthisie pulmonaire dont elles empruntent tous les signes physiques et fonctionnels.

En dehors de ces cas, existe-t-il une véritable phthisie syphilitique, c'est-à-dire voit-on des tubercules se former dans le poumon sous l'influence de la syphilis comme sous l'influence de la scrofule? Je pense que lorsque des tubercules pulmonaires se montrent dans la syphilis, cette dernière maladie a éveillé la phthisie.

Dans une thèse soutenue en 1851, M. Lagneau fils a décrit des bronchites, des asthmes, des pleurésies syphilitiques ; mais comment admettre la spécificité de ces affections que rien ne caractérise, ni dans leur symptomatologie ni dans leur anatomie pathologique.

Du côté du cœur, on sait que Corvisart avait admis la nature syphilitique de certaines végétations des valvules ; les beaux travaux de M. Bouillaud ont permis de rapporter toutes ces lésions à leur véritable cause, à l'endocardite rhumatismale.

Les viscères de la cavité abdominale n'échappent pas non plus à l'influence de la syphilis.

Les affections du foie qui dépendent de cette maladie constitutionnelle ont été étudiées par M. Gubler dans un Mémoire lu à la Société de biologie en 1852. Cet auteur signale comme appartenant à la syphilis de petits points blancs disséminés dans le parenchyme hépatique, ainsi qu'une hypertrophie de ce viscère accompagnée d'une coloration pierre à fusil toute spéciale ; l'hypertrophie peut être très considérable, comme j'ai pu le constater à l'autopsie d'un syphilitique dont le foie remplissait presque entièrement la cavité abdominale.

Le rein lui-même peut devenir malade dans la syphilis comme dans la scrofule ; mais en quoi la néphrite albumineuse diffère-t-elle dans ces deux cas? Il n'existe réellement aucun caractère distinctif. Cependant je dois dire que l'œdème manque plus souvent quand l'affection est sous la dépendance de la syphilis que lorsqu'elle est une manifestation scrofuleuse; sans doute il existe d'autres signes distinctifs, mais jusqu'à présent ils ont échappé à notre observation.

Des auteurs ont décrit une gastrite et une entérite syphilitiques, mais l'objection que nous avons formulée contre les bronchites de M. Lagneau se représente ici avec toute sa valeur.

§ V. — Symptômes communs ou état général du malade.

Après avoir ainsi passé en revue, dans les différents systèmes, les affections si variées qui dépendent de la syphilis, il me reste à parler des symptômes communs.

Ils doivent être étudiées dans chacune des quatre périodes que nous avons admises.

Dans la première, ils manquent complétement. Un chancre peut bien s'enflammer et donner lieu à une réaction fébrile; une blennorrhagie peut bien s'accompagner de symptômes généraux, si la phlegmasie uréthrale est portée à un haut degré d'intensité, mais alors ces phénomènes réactionnels, provoqués par la lésion locale, sont tout à fait indépendants de la diathèse proprement dite.

Ce n'est guère qu'avec la deuxième période qu'apparaissent ces symptômes communs; tandis qu'ils ne s'observent presque jamais à la suite de la blennorrhagie syphilitique et du chancre mou, on les voit rarement manquer après le chancre induré. Ils consistent alors en céphalées nocturnes ou diurnes, douleurs ostéocopes et rhumatoïdes, et dans cet ensemble de symptômes, malaise général, courbature, étourdissement, mouvement fébrile, qui constitue ce qu'on appelle la *fièvre syphilitique*.

Je dois vous faire remarquer qu'il est quelquefois difficile de distinguer, sans tenir compte des antécédents, cette fièvre syphilitique de l'embarras gastrique, de la synoque et même de la fièvre typhoïde au début.

Ces symptômes communs auxquels je rattacherai aussi l'ictère syphilitique indépendant de toute lésion du foie, peuvent cesser au moment de l'apparition des syphilides, ou bien persister avec elles ; on les observe aussi quelquefois dans la période secondaire et même dans la période tertiaire.

Quand la syphilis devient plus ancienne, le sang se modifie dans sa composition, ses globules diminuent en nombre, et alors la décoloration de la peau et des membranes muqueuses, les palpitations, l'essoufflement, le bruit de souffle dans les artères annoncent l'existence de la chlorose syphilitique. Plus tard l'économie se détériore davantage, le facies s'altère et l'amaigrissement fait de rapides progrès non-seulement à cause de l'influence débilitante diathésique, mais parce que le malade, ayant perdu l'appétit, n'est plus soumis qu'à une alimentation insuffisante.

Enfin arrive la cachexie syphilitique, période dans laquelle tous les phénomènes morbides s'équilibrent, c'est-à-dire que si l'on vient à faire disparaître un symptôme, un autre se manifeste immédiatement. C'est du reste ce qui se produit dans toutes les cachexies. Chez un phthisique arrivé à la dernière période, qu'on parvienne par exemple à arrêter la diarrhée, l'oppression augmente, et aussi dès lors il n'y a plus de traitement possible. Dans la cachexie syphilitique le facies du malade prend une teinte plombée caractéristique, l'émaciation augmente d'une manière notable sans être accompagnée d'infiltration, comme cela est si fréquent dans la scrofule, et la mort arrive le plus souvent par syncope.

Telles sont les diverses phases d'évolution de la maladie syphilitique. Entrer dans plus de détails serait sortir de mon sujet; mais avant d'aborder l'histoire des syphilides cette esquisse rapide était nécessaire.

Après chaque période de la syphilis, il reste toujours des traces des affections qui la caractérisent.

C'est ainsi, par exemple, qu'après la première période il reste la cicatrice du chancre, dont la présence doit être recherchée avec soin pour établir la filiation des symptômes.

C'est ainsi qu'après certaines syphilides bénignes, superficielles, on trouve des maculatures; après les syphilides ulcéreuses des cicatrices caractéristiques, et après la période tertiaire, des destructions profondes comme celles du voile du palais et des os du nez.

§ VI. — Modifications de la syphilis.

La syphilis présente des modifications qui dépendent soit de la maladie elle-même, soit de l'âge, soit du sexe.

1° Modifications suivant la maladie.

Les modifications suivant la maladie constituent les formes. Nous en distinguerons trois : la forme *bénigne*, la forme *commune* et la forme *maligne*.

a. Forme bénigne. — La forme bénigne est caractérisée par la bénignité des accidents des quatre périodes que nous avons décrites.

Supposons un chancre induré disparaissant rapidement; une syphilide non ulcéreuse à évolution rapide; une périostose et quelque accident nerveux cédant facilement au traitement ioduré, nous aurons un exemple de cette forme bénigne. Le malade qui, en pareil cas, a passé par tous les accidents des quatre périodes doit être considéré comme radicalement guéri.

b. Forme commune. — La forme commune est la plus fréquente ; les accidents ne marchent pas aussi vite peut-être, mais sont plus graves que dans la précédente.

c. Forme maligne. — La forme maligne comprend les affections graves, soit de la deuxième période, comme les syphilides tuberculo-crustacée ulcéreuse, tuberculo-crustacée serpigineuse ; soit de la troisième, comme les nécroses multiples, ou de la quatrième, comme les dépôts plastiques dans les viscères.

2° Modifications suivant l'âge.

Pour ce qui est des modifications selon l'âge, je dirai d'abord que, plus fréquente chez les adultes, la syphilis s'observe à tous les âges.

Les enfants peuvent être infectés par voie d'hérédité, et alors la syphilis apparaît ou après la naissance, ou au bout de quelques mois, ou exceptionnellement plus tard, et se manifeste par les accidents de la deuxième et de la quatrième période.

L'enfant est flétri, sa peau est plissée, il est atteint de roséole, plus tard de syphilide pustuleuse et tuberculeuse, de suppuration du thymus, de maladie du foie, enfin de tumeurs gommeuses, et ne tarde pas à succomber.

Le lupus tuberculeux est regardé par M. Cazenave comme une lésion de la syphilis héréditaire ; mais on n'a aucune raison pour rattacher à la syphilis une affection qui a tous les caractères objectifs des scrofulides que le mercure aggrave et que l'huile de morue modifie d'une manière si remarquable.

3° Modifications suivant les sexes.

La syphilis primitive chez les femmes enceintes se traduit, en général, par une vaginite granuleuse et des végétations très nombreuses et assez souvent par des chancres; dans ce cas, la mère peut bien transmettre des plaques muqueuses à l'enfant, mais jamais celui-ci ne succombe comme dans la syphilis héréditaire dont nous venons de parler.

La nourrice infectée peut aussi transmettre la syphilis à son nourrisson, et la contagion se fait en général alors par des plaques muqueuses.

§ VII. — Marche, durée, terminaison.

La durée de la syphilis ne peut être fixée, car elle peut être de deux à trois mois comme de quarante à cinquante ans. D'accord en cela avec M. Diday (de Lyon), je pense qu'on ne doit jamais se considérer comme à l'abri d'accidents, à moins d'avoir passé par les quatre périodes; ce qui ne veut pas dire que la guérison ne puisse arriver plus tôt, après les accidents de la deuxième ou de la troisième période.

On peut dire avec raison qu'avec les manifestations syphilitiques on ne perd rien pour attendre.

Et même je me suis demandé, à ce sujet, si le mercure en éloignant les accidents ne pouvait pas les aggraver.

La scrofule affecte quelquefois une marche foudroyante; je n'en veux citer pour exemple que la méningite tuberculeuse qui emporte quelquefois si rapidement les enfants; mais il n'en est jamais ainsi dans la syphilis. Il existe entre les différentes périodes des intervalles variables. C'est ainsi que si quelquefois la deuxième période est entée sur la première, d'autres fois elle ne se montre que longtemps après.

L'intervalle qui sépare les autres périodes est difficile à fixer, car le traitement mercuriel administré au début de la syphilis tend à éloigner les manifestations consécutives.

La syphilis se termine par la guérison ou la mort. Ainsi

que nous l'avons déjà dit, on ne doit être certain de la guérison radicale du malade que lorsqu'il a passé par les quatre périodes.

La mort, mode de terminaison beaucoup plus fréquent qu'on ne le pense, a lieu par le cerveau ou par l'évolution de la cachexie syphilitique. Dans ce dernier cas, une syncope mortelle vient le plus souvent mettre un terme aux souffrances inouies qu'éprouve le malade.

Quant aux complications de la syphilis, je dirai qu'elle peut coexister avec les autres maladies constitutionnelles, la scrofule, la dartre et l'arthritis, ainsi qu'avec les maladies aiguës et chroniques, et les affections parasitaires. On peut même dire, à ce sujet, que le terrain syphilitique est favorable à la germination des parasites. Quelques auteurs ont cru à une incompatibilité entre la syphilis et d'autres maladies, comme le cancer, et ont d'après cela proposé la syphilisation pour les combattre. Mais outre que leurs raisons sont peu satisfaisantes, elles n'ont reçu aucune confirmation de l'expérience clinique.

CHAPITRE II.

ÉTIOLOGIE.

Dans le chapitre précédent, nous avons exposé la nosographie de la maladie vénérienne ; nous allons parler maintenant de l'étiologie.

D'après la définition que je vous ai donnée de la syphilis, elle est contagieuse et héréditaire : je dois donc m'occuper successivement de ces deux modes de transmission, la contagion et l'hérédité.

§ I. — Contagion.

La contagion a été niée un instant par quelques esprits rêveurs; mais personne ne songe plus maintenant à la révoquer en doute.

Existe-t-elle au même degré pendant toutes les phases de la maladie, et dans toutes les périodes d'un même accident?

Elle est évidente et admise en effet par tous les syphiliographes dans la période primitive, mais dans la période secondaire elle devient un sujet de contestation. A l'école de M. Ricord qui ne l'admet pas, les contagionistes ont répondu par des expériences parmi lesquelles je citerai celles de Wallace, de Waller et de M. Bouley. Mais ces expériences sont peu concluantes, parce que, d'une part, on paraît avoir pris des chancres pour des plaques muqueuses ulcérées, et, d'autre part, avoir forcé les conditions de la contagion. Cependant, j'admets la contagion des accidents secondaires en la considérant comme un fait exceptionnel. Quant aux accidents tertiaires, la contagion est niée par tout le monde.

Pour un même accident, elle est plus marquée au début : ainsi, arrivée à une certaine phase de son évolution, la blennorrhagie n'est plus contagieuse, et le chancre inoculable dans sa période de progrès, ne l'est plus, d'après Hunter et M. Ricord, dans sa période de réparation.

M. Auzias ne partage pas entièrement cette manière de voir : suivant lui, le pus qui n'est plus inoculable sur le malade lui-même, peut l'être encore sur un sujet vierge de tout accident syphilitique.

Cependant, je n'hésite pas à me rallier à l'opinion de Hunter et de M. Ricord, et je pense qu'il arrive un moment où le chancre, réduit à l'état de plaie simple, fournit un pus qui ne possède aucune qualité spécifique.

La contagion nous est tout à fait inconnue dans son essence, mais nous pouvons parfaitement saisir les conditions nécessaires pour qu'elle s'effectue.

A la peau, c'est la lésion de l'épiderme déchiré par la lancette, ou détruit par des excoriations, qui laisse arriver le pus syphilitique sur la couche sous-jacente. Ce pus, déposé sur la peau intacte, ne produit rien. C'est ainsi que nous voyons tous les jours les chirurgiens toucher impunément des femmes malades ; que, par malheur, ils aient quelque écorchure au doigt introduit, ils s'exposent à contracter la syphilis. Sur les muqueuses, défendues contre les agents extérieurs par leur situation beaucoup mieux que par leur mince épithélium, la dénudation n'est pas indispensable, il suffit du contact d'une partie affectée, contact qui s'accompagne de frottement comme dans le coït, ou de pression, sur les lèvres dans les baisers lascifs, sur les conjonctives lors du passage de l'enfant au travers des parties génitales de la mère infectée.

M. Cullerier va plus loin : il a prétendu dans ces derniers temps qu'une femme qui n'a aucun symptôme syphilitique, et même n'en aura jamais, pouvait néanmoins transmettre la syphilis. Mais les faits qu'il cite à l'appui de son opinion ne sont pas de ceux qui peuvent entraîner les convictions, et l'on y cherche en vain cette rigueur dont se targue l'école syphiliographique moderne, ordinairement si scrupuleuse en matière d'observation.

Cette transmission ne pourrait s'expliquer qu'en admettant que cette femme a en dépôt, à la surface des parties génitales, un principe provenant d'un coït antérieur, et qui, sans avoir d'action sur elle, est absorbé par un autre homme qui survient assez tôt pour recueillir le fruit de ce commerce impur.

On a tenté de pratiquer l'inoculation avec d'autres liquides que le pus syphilitique, mais les expériences de Waller sur le sang des syphilitiques, n'ont point prouvé du tout qu'il fût inoculable.

Je ne terminerai pas ce court chapitre sur la contagion sans vous faire remarquer qu'il n'y a pas un rapport constant entre elle et l'inoculation : un accident contagieux peut, en effet, ne pas être inoculable.

Maintenant, supposons le pus déposé au-dessous de l'épiderme, comment l'infection générale va-t-elle se produire ?

Deux théories sont en présence : dans l'une, on considère le pus syphilitique comme pénétrant dans la circulation et donnant lieu à un empoisonnement dont les accidents primitifs ne sont que la première manifestation ; dans l'autre, on regarde le mal comme primitivement local, et ne produisant que plus tard l'infection générale, de sorte que si l'on détruisait à temps les accidents primitifs par le caustique, on pourrait conjurer l'explosion des manifestations constitutionnelles.

Cette dernière opinion, adoptée par M. Ricord, n'est plus admise par la généralité des médecins, même par ceux qui se montrent les plus attachés à son école, M. Diday, par exemple.

Après avoir interrogé en vain la chimie et le microscope, pour arriver à la connaissance de la nature intime de l'agent de transmission, il a fallu recourir aux hypothèses.

Il en existe un grand nombre dans la science. Mais celle qui a été le plus généralement adoptée consiste à assimiler le pus syphilitique à un agent toxique, à un virus analogue au virus rabique et variolique, contenant en lui tous les éléments de la syphilis, et se multipliant ensuite par fermentation dans le corps.

Les partisans du virus syphilitique se sont partagés en

deux camps : les uns admettant l'unité, les autres, au contraire, la pluralité des virus.

Ces derniers ont été conduits à avancer leur hypothèse par ce fait d'observation parfaitement exact, à savoir que l'agent de transmission ne provoque pas, simultanément, ni indistinctement, toutes les manifestations de la syphilis.

Mais une pareille manière de raisonner ne peut conduire qu'à briser le lien naturel qui réunit en un seul faisceau toutes les affections dépendant de la syphilis. En effet, puisque tout accident se reproduit dans son espèce, il faut, si l'on nie qu'il n'y ait qu'un seul virus, admettre autant de virus que d'accidents, et dès lors que devient la syphilis considérée comme unité pathologique. C'est ce que quelques syphiliographes ont bien compris; aussi ont-ils conservé le dogme de l'unité du virus, admettant seulement que ce dernier peut présenter plusieurs degrés. C'est une hypothèse beaucoup plus large et qui permet de reconnaître des accidents venant quinze ou vingt ans après la contagion.

Mais, remarquons que dans ces deux hypothèses le pus syphilitique est tout; tout vient de lui : du rôle de l'organisme qui subit l'*intoxication*, il n'en est tenu aucun compte. Et, cependant, on sait que l'inoculation ne réussit pas chez tous les sujets, les syphilisés par exemple, et qu'elle ne produit pas chez tous des accidents identiques.

Et puis qu'est-ce que ce poison hypothétique dont aucun moyen ne peut déceler la présence, et qui sommeille des années, quinze, vingt ans avant de produire des accidents.

Lorsqu'on voit une syphilis héréditaire débuter tardivement vers l'âge de vingt ou vingt-cinq ans, il faut certainement de la bonne volonté pour admettre en pareil cas l'existence d'un agent toxique.

Toutes ces considérations ont amené M. Hélot, ancien interne de M. Ricord, à formuler une autre hypothèse qu'il a développée dans sa thèse inaugurale. Suivant lui, il n'existe pas de poison syphilitique, mais seulement une cause spécifique qui éveille la diathèse.

§ II. — **Hérédité.**

L'hérédité est le second mode de transmission de la syphilis; elle soulève un grand nombre de questions importantes. Et d'abord la syphilis primitive des parents est-elle transmissible à l'enfant?

En général, c'est négativement qu'est résolue cette question; cependant on a cité des faits dans lesquels les parents affectés d'accidents primitifs ont paru infecter leurs enfants. Mais on a admis en pareil cas que les accidents primitifs du père s'étaient communiqués à la mère, et que celle-ci, consécutivement affectée de syphilis constitutionnelle, l'avait transmise à son enfant, mais alors sous la forme d'accidents secondaires.

La syphilis secondaire peut venir du père ou de la mère; on remarque que c'est en général l'enfant du même sexe qui se trouve préservé. Le père étant atteint de vérole, l'enfant échappera plutôt à la contagion s'il est du sexe masculin. De même, si la mère est infectée au moment de la conception, l'enfant aura plus de chance d'être préservé, s'il est du sexe féminin.

Quant à la syphilis tertiaire, tout le monde s'accorde pour admettre qu'elle n'est pas transmissible dans son espèce. Mais on a prétendu que les syphilitiques arrivés à cette période léguaient à leurs enfants non plus la syphilis elle-même, mais la scrofule. Je ne puis admettre cette manière de voir : les maladies constitutionnelles peuvent bien en effet coexister, mais jamais elles ne se substituent l'une à l'autre.

Et les auteurs qui comme M. Devergie admettent une classe mixte de scrofulo-syphilides, et ceux qui en présence d'un diagnostic douteux prononcent ce mot si commode, scrofulate de vérole, ne font que constater la difficulté dans certains cas d'établir des différences entre les affections de la scrofule et celles de la syphilis. Du reste, il y a une excellente raison pour que la syphilis tertiaire ne soit pas transmissible, c'est qu'elle entraîne la stérilité.

Ce que je viens de dire de la syphilis tertiaire, je pourrais le répéter pour la syphilis quaternaire.

Je dois vous faire remarquer que l'action de l'hérédité n'est pas forcée : un malade bien entaché de la diathèse syphilitique a toutes les chances pour procréer des enfants vérolés, mais cela n'arrive pas nécessairement, et j'ai vu dans ma pratique, quelques exemples de ces faits exceptionnels.

La syphilis héréditaire peut, du reste, comme les autres maladies constitutionnelles, sauter une génération, et, dans tous les cas, c'est généralement sur les premiers produits que son action s'exerce avec le plus de force.

§ III. — Des conditions extérieures ou propres à l'individu qui favorisent le développement de la syphilis.

Après la contagion et l'hérédité, je vais vous parler des causes prédisposantes et déterminantes. Je les rangerai sous trois chapitres : les influences physiologiques, hygiéniques et pathologiques.

a. Influences physiologiques. — Elles doivent être successivement étudiées au point de vue de l'âge, du sexe, du tempérament et de la constitution. Aucun âge n'est exempt de la syphilis. Cependant, et cela se comprend facilement, c'est dans l'âge adulte qu'elle est le plus fréquente. Elle marche chez les enfants avec plus de rapidité que chez les adultes et plus souvent vers une terminaison fatale.

On a prétendu qu'elle était moins fréquente et moins grave chez la femme que chez l'homme : ce qu'il y a de sûr c'est que certains accidents se rencontrent moins souvent chez elle : le chancre induré par exemple. Quant au tempérament, il prédispose à certaines formes de la syphilis, plutôt qu'à d'autres ; c'est ainsi que les formes acnéiques et pustuleuses affectent plus souvent les individus d'un tempérament lymphatique ; que les formes papuleuses sont plus fréquentes chez ceux d'un tempérament bilieux ; que le tempérament sanguin prédispose aux tubercules et aux douleurs rhumatoïdes, et le tempérament nerveux aux névralgies et aux douleurs ostéocopes.

La constitution n'est pas non plus sans influence sur la syphilis ; mauvaise elle en augmente la gravité.

b. Influences hygiéniques. — On a tour à tour accusé le froid et la chaleur de favoriser l'apparition des manifestations de la syphilis.

Je crois bien plutôt à l'influence du passage brusque du froid au chaud. Quant aux climats, c'est principalement en déterminant telle forme plutôt que telle autre, qu'ils agissent.

Il n'est rien de mieux établi que l'action des causes artificielles sur le développement des accidents de la syphilis. Ne voit-on pas souvent dans cette maladie, comme dans la scrofule, des coups, une chute, etc., appeler sur le système osseux les manifestations tertiaires? Ne voit-on pas à la suite d'excès de table apparaître des syphilides? Ne se montrent-elles pas aussi après un bain de vapeur, un bain sulfureux? Dans un cas de diagnostic obscur, on peut même utiliser la connaissance de ce fait, et hâter l'apparition d'accidents à la peau, afin que la maladie se caractérise mieux.

Les excès, la misère, une alimentation insuffisante, sont des conditions qui augmentent la gravité de la maladie.

On a prétendu aussi que le lait d'une nourrice infectée pouvait communiquer la syphilis. Certainement ce lait ne peut être pour l'enfant une bien bonne alimentation, mais je ne pense pas qu'il puisse lui communiquer cette maladie.

c. Influences pathologiques. — Toutes les maladies spontanées ou de cause externe, peuvent favoriser le développement des manifestations de la vérole. Combien de fois ne les a-t-on pas vues se manifester à la suite d'une synoque, d'une fièvre typhoïde, d'un phlegmon, etc.

§ IV. — Pathogénie.

La pathogénie de la syphilis soulève trois questions : 1° Est-elle une unité pathologique? 2° quelle est sa nature? 3° quelle place doit-elle occuper dans les cadres nosologiques?

Est-ce une unité pathologique? Démembrée un instant par la doctrine physiologique de Broussais, la syphilis n'a pas tardé à être reconstituée de nouveau, et tout le monde s'accorde maintenant pour lui rattacher les affections diverses auxquelles elle imprime un cachet spécial.

On peut même dire que c'est la seule unité pathologique admise par toutes les écoles. On sait en effet que la scrofule elle-même n'a pas trouvé grâce devant les organiciens.

Mais cette unité morbide est-elle de date récente, ou son origine se perd-elle dans la nuit des temps?

Je pense que la syphilis a toujours existé; les affections si diverses qu'elle tient sous sa dépendance ont été de tout temps connues et décrites par les auteurs, mais ce n'est que lorsque est survenue la fameuse épidémie du xve siècle, que l'attention des médecins éveillée par cette recrudescence du mal, leur a permis de rattacher à la syphilis les manifestations si variées par lesquelles elle se traduit.

La même chose, du reste, s'est passée pour la scrofule. On n'avait d'abord décrit sous ce nom que l'écrouelle cervicale, et ce n'est que plus tard que les engorgements ganglionnaires des autres régions, la tumeur blanche, le lupus, etc., ont été rangées parmi les affections d'origine strumeuse.

Quant à la détermination de la nature de la syphilis, les humoristes et les solidistes ont invoqué, les uns les altérations des liquides de l'économie, les autres celles du système lymphatique.

Mais la diminution des globules du sang, l'inflammation du système lymphatique et autres lésions dans lesquelles on a voulu faire consister la syphilis, ne sont que des effets, et ne doivent pas être considérées comme des causes.

J'arrive enfin au troisième problème que soulève la pathogénie de la syphilis. Quelle place doit-elle occuper dans les cadres nosologiques? Sauvages, Macbride l'ont placée dans leur dixième classe à côté de la goutte et du scorbut, Pinel dans sa cinquième classe, à côté du cancer, du scorbut et de la scrofule.

Les syphiliographes modernes la rangent, les uns parmi les empoisonnements, les autres, parmi les maladies virulentes.

Mais on a beau parcourir les quatre classes de poisons admises par Orfila : on ne trouve aucun rapport entre la syphilis et les phénomènes qu'ils déterminent.

Est-ce avec plus de raison qu'on la rapproche des maladies virulentes comme la variole?

Certes, rien ne ressemble mieux aux fièvres éruptives que certaines formes de syphilides, mais là s'arrête l'analogie, car les périodes tertiaire et quaternaire manquent complétement dans les maladies virulentes. On est donc forcé d'en revenir aux classifications anciennes; aussi je n'hésite pas à placer la syphilis à côté des autres maladies constitutionnelles comme la dartre, la scrofule et l'arthritis.

CHAPITRE III.

SÉMÉIOTIQUE.

La séméiotique de la syphilis dont nous allons nous occuper maintenant comprend le diagnostic et le pronostic.

Le diagnostic lui-même doit être étudié au point de vue de l'unité pathologique et au point de vue des affections.

Après les considérations nosographiques que nous avons exposées dans les chapitres précédents, il serait complétement inutile de revenir ici sur les caractères de la syphilis considérée comme unité pathologique. J'ai d'ailleurs indiqué ces caractères distinctifs dans les leçons de 1856.

Nous ne traiterons donc que du diagnostic des affections qui appartiennent à chacune des quatre périodes de la maladie.

§ I. — Diagnostic.

Or, en présence d'une affection, le médecin a toujours à déterminer : 1° la lésion anatomique qui la constitue ; 2° la maladie dont elle est la traduction. C'est aussi à la solution de ce double problème que nous nous attacherons.

1° Diagnostic des accidents de la première période.

A la première période de la syphilis appartiennent les accidents primitifs proprement dits, la blennorrhagie et le chancre, les accidents de succession, ganglites et lymphangites, ainsi que les végétations, produits qui se développent sous l'influence de l'irritation déterminée par un liquide spécifique.

a. Blennorrhagie. — D'après les principes que nous avons posés, on doit d'abord tracer les symptômes qui caractérisent l'écoulement, puis donner les caractères qui permettent d'en préciser la nature.

Reconnaître un écoulement uréthral, rien n'est en général plus facile; cependant il ne faut pas confondre avec la blennorrhagie contagieuse les suintements séreux ou séro-purulents provoqués par la présence d'un corps étranger dans l'urèthre, ou par l'usage de certaines boissons comme la bière.

Mais quels signes annonceront la nature syphilitique d'une blennorrhagie? quels caractères donneront la certitude qu'elle n'est qu'une des parties de ce ruban diversement coloré auquel M. Ricord compare la syphilis?

Je l'ai déjà dit, pour fixer ce point de diagnostic si important, on ne doit rien attendre des signes objectifs tirés de la couleur du muco-pus, de la durée de l'écoulement, etc.

Cherchons donc si les symptômes subjectifs peuvent fournir quelques éléments à la solution de ce problème.

Le pus est-il inoculable? Cela prouve que la profondeur de l'urèthre recèle une ulcération chancreuse, mais ne démontre pas qu'il est le siége d'un suintement virulent. La présence d'adénopathies multiples dans les régions inguinales ne peut avoir d'autre signification. La blennorrhagie s'accompagne-t-elle de végétations? Il est évident, en pareil cas, qu'elle reconnaît une cause identique à celle qui produit le chancre, puisque ces excroissances sont toujours dues à une irritation spécifique. Quoiqu'on ait acquis par là la certitude d'avoir affaire à une affection de nature syphilitique, on ne peut rien assurer quant à l'évolution consécutive de la diathèse; on ne sait pas s'il apparaîtra ou non des manifestations constitutionnelles. Cependant cette apparition présente d'assez grandes probabilités pour autoriser un traitement mercuriel.

b. Chancre. — On a distingué les chancres en chancres infectants et chancres non infectants.

Tout en approuvant cette division en principe, on ne peut en accepter les termes. En effet, lorsque l'ulcère chancreux est suivi d'accidents constitutionnels, il ne doit pas être considéré comme la cause de cette infection diathésique, mais comme une de ses manifestations.

Nous admettrons donc aussi deux espèces de chancres : l'un le chancre syphilitique, après lequel on voit se dérouler toute la série des accidents de la syphilis ; l'autre le chancre simple, affection qui reste locale et à la suite de laquelle il n'y a pas éveil de la diathèse.

Fidèle au plan que nous nous sommes tracé, après avoir exposé le diagnostic du chancre considéré comme affection, nous chercherons à déterminer, comme nous l'avons fait pour la blennorrhagie, les caractères au moyen desquels on peut en préciser la nature.

Ulcère arrondi, à fond grisâtre, quelquefois pultacé, à bords taillés à pic, entouré d'une aréole cuivrée, tel est le type du chancre.

Mais ces signes, dont la réunion est si caractéristique, sont loin de se retrouver constamment ; de là l'incertitude du diagnostic et des erreurs fréquentes.

L'*herpes preputialis* est journellement confondu avec le chancre ; mais il s'en distingue par ses vésicules blanchâtres, groupées, et lorsque celles-ci sont ulcérées par le nombre, la position superficielle des ulcérations qui sont rosées et non grisâtres, et dont les bords ne sont pas taillés à pic.

Les vésicules ulcérées de l'herpès se recouvrent quelquefois, comme cela arrive pour le chancre, d'une petite croûte lamelleuse ; mais en faisant tomber ces croûtes, on constate l'état de l'ulcère que nous venons de signaler, et les caractères exposés plus haut servent encore à établir le diagnostic.

Le chancre et la plaque muqueuse ne peuvent être pris l'un pour l'autre; le premier, en effet, est excavé, son fond est grisâtre, tandis que la plaque est convexe, rosée et recouverte d'une pellicule mince.

Mais cette erreur devient plus facile lorsque le chancre, près de se cicatriser, bourgeonne et forme une saillie papuleuse. Rien ne ressemble plus à un chancre qu'une plaque muqueuse *érodée* ou *ulcérée*; ce n'est bien souvent que par l'évolution différente de ces deux accidents que l'on peut parvenir à établir le diagnostic.

Quant aux végétations, rien ne ressemble moins à l'ulcère chancreux que ces productions, qui affectent tant de formes différentes, connues sous les noms de verrues, choux-fleurs, condylômes.

Sur la muqueuse de la bouche et de l'isthme du gosier, le pronostic du chancre présente de plus grandes difficultés, qui peuvent même souvent être insurmontables. C'est ce qui a lieu, par exemple, lorsqu'il s'agit de savoir si une ulcération occupant la cavité buccale est primitive ou consécutive. En effet, bien que quelquefois les chancres de la bouche présentent tous les caractères que nous avons assignés à l'ulcère primitif, bords arrondis, etc., dans un grand nombre de cas, leur aspect ne diffère pas de celui des ulcères consécutifs. Si alors on ne peut recueillir aucun renseignement capable de fixer le médecin sur l'espèce d'ulcère qu'il a sous les yeux, il faut recourir à l'inoculation comme dans tous les cas douteux.

Les plaques avec leur saillie convexe, leur teinte opaline,

ne pourront jamais en imposer à un médecin attentif pour des chancres des membranes muqueuses. Quant aux ulcérations mercurielles, leur nombre, leur coloration rouge pâle, la salivation qui les accompagne, suffiront pour rendre impossible toute confusion avec les chancres.

Restent les ulcères scorbutiques, gangréneux, diphthéritiques et le muguet, mais les caractères de ces affections sont assez tranchés pour que l'examen, même le plus superficiel, ne permette pas de les prendre pour des chancres.

Le chancre une fois reconnu, comment établir sa nature spécifique? la surface lisse, les bords taillés en évidoir, l'aspect cupuliforme de l'ulcère, etc., donnés par M. Ricord (1) comme des signes de sa spécificité, sont, ainsi que nous avons déjà eu occasion de le dire, des caractères trop subtils pour qu'on puisse en tirer quelque utilité.

Au contraire, voit-on s'élever à la surface du chancre des végétations, on peut être sûr qu'on a affaire à une ulcération syphilitique.

Pour ce qui est de la plaque muqueuse, lorsqu'elle apparaît, le malade est déjà en pleine vérole; aussi ce symptôme, que M. Hardy a rapproché à tort de la végétation pour en constituer sa classe des syphilides végétantes, puisque la plaque muqueuse disparaît sous l'influence des préparations mercurielles qui sont sans efficacité contre les végétations, ne peut-il fournir aucune donnée pour la solution du problème diagnostique qui nous occupe.

De tout ce que nous venons de dire, il résulte que le pus vénérien a trois modes d'action sur les tissus ;

1° L'*irritation épigénétique*, qui détermine, à la surface des chancres ou des plaques muqueuses, la production des végétations;

(1) *Leçons sur le chancre*, page 81.

2° L'*irritation catarrhale* ou *ulcéreuse*, qui donne naissance à la blennorrhagie ou au chancre;

3° L'*irritation inflammatoire spécifique*, qui produit aussi le chancre et la blennorrhagie, et éveille consécutivement la diathèse syphilitique.

On voit, en résumé, que rien n'est plus difficile souvent que de prédire l'apparition de la deuxième période de la syphilis.

Aussi la thérapeutique n'a-t-elle pas été sans se ressentir de cet embarras dans le diagnostic, et les syphiliographes se sont-ils partagés en deux camps : les uns prescrivant le mercure contre tous les accidents de la première période ; les autres attendant, pour en venir à cette médication, que l'induration et les plaques muqueuses vinssent à se manifester.

Quant à moi, je traite la blennorrhagie par les moyens généralement usités, injections astringentes, balsamiques à l'intérieur ; la présence des végétations seule me fait instituer un traitement mercuriel ; contre le chancre, je n'emploie que des moyens locaux, tant qu'il n'y a pas d'induration et qu'il ne se développe pas de plaques muqueuses ou de végétations ; c'est alors seulement que je prescris le proto-iodure.

2° Diagnostic des accidents de succession.

Il est important de bien distinguer les lymphangites et les ganglites simples de celles qui sont spécifiques.

Dans le premier cas, l'inflammation est large ; elle s'empare à la fois d'un grand nombre de ganglions, et souvent il est possible de trouver dans une blessure intéressant les lymphatiques qui aboutissent aux ganglions malades, la cause de sa production, tandis que dans le second elle est généralement mono-ganglionnaire, et l'examen des parties génitales et de l'anus a fait découvrir le chancre qui en est le point de départ.

On pourrait aussi prendre un bubon scrofuleux pour un bubon syphilitique; mais la présence d'abcès et de fistule dans les autres portions du système ganglionnaire, les antécédents du malade, empêchent le plus souvent de commettre cette erreur.

Le diagnostic peut offrir plus de difficultés lorsqu'on a affaire à des adénites scrofuleuses éveillées par la syphilis. Mais dans ces cas même, l'examen attentif du malade permettra facilement de reconnaître le rôle des deux diathèses dans la production de ces accidents ganglionnaires.

3° Diagnostic des accidents secondaires.

Dans un des chapitres précédents, nous avons insisté sur le peu de valeur des expériences de Waller, de Wallace et de M. Bouley. Cependant nous avons admis la contagion des accidents secondaires, mais seulement comme un fait exceptionnel.

Mais si la contagion des accidents secondaires de la syphilis contractée est très rare, il n'en est plus de même pour ceux de la syphilis héréditaire, soit que le virus ait plus de force, ou, ce qui me paraît plus probable, qu'ils succèdent à un contact plus intime et plus prolongé comme lorsque la bouche du nourrisson s'applique sur le mamelon.

Le fœtus, à qui la syphilis a été transmise par son père, peut contagionner sa mère pendant la vie intra-utérine, et les accidents qui se développent chez elle sont alors très rarement communicables.

J'ai moi-même observé un fait qui démontre d'une manière très évidente la vérité de ces deux propositions.

Une jeune dame, dont j'ai déjà eu l'occasion de parler,

épouse un homme qui avait eu, il y a deux ans, un chancre pour lequel il avait subi un traitement mercuriel de six mois, mais ne présentait aucune manifestation à l'époque de son mariage.

Bien portante jusque-là, la jeune femme devient enceinte ; elle avorte, et dès lors sa santé se détériore, et elle éprouve tous les accidents syphilitiques dont j'ai parlé. Pendant toute la durée de sa maladie, elle a eu des rapports avec son mari, et pourtant celui-ci n'a rien éprouvé.

Cependant on peut se demander si un homme, vierge de toute atteinte syphilitique, n'eût pas été contagionné en pareille circonstance?

Quant au diagnostic des accidents de la deuxième période, induration du chancre, plaques muqueuses, nous en parlerons dans un chapitre spécial que nous consacrerons à ces affections.

4° Diagnostic des accidents de la troisième période.

Les affections tertiaires de la syphilis peuvent simuler celles de la scrofule. Pour éviter l'erreur, on doit tenir compte de la nature et du siége des lésions. En effet, l'exostose, la nécrose, se rattachent le plus souvent à la syphilis ; la carie, au contraire, dépend presque toujours de la scrofule. Cette dernière maladie attaque principalement les extrémités des os longs et des os courts, tandis que la syphilis se fixe de préférence sur les os longs et s'accompagne de douleurs nocturnes qui constituent un signe diagnostique très précieux.

Il ne faut pas confondre non plus les tumeurs gommeuses avec les écrouelles et la scrofule cellulaire. Les premières forment, à la partie profonde de la peau, des tumeurs qui paraissent y adhérer par un pédicule, et présentent une induration plus marquée, plus distincte et plus persistante que celle qui accompagne les écrouelles.

Celles-ci sont envahies simultanément dans toute leur étendue par la suppuration, tandis que la gomme suppure déjà à son centre, que sa base est encore indurée.

Quand la gomme est ouverte, l'orifice est arrondi, plus étroit que le fond et est entouré d'une auréole violacée ou d'un rouge sombre ; l'ulcère qui succède à un abcès scrofuleux est au contraire irrégulier ; ses bords sont décollés et le fond se recouvre souvent de chairs fongueuses.

5° Diagnostic des accidents de la quatrième période.

Les affections viscérales de la syphilis sont si peu connues que leur diagnostic est souvent entouré d'une grande obscurité. Aussi est-ce plutôt d'après les antécédents du malade que d'après leurs caractères objectifs qu'on arrive à reconnaître leur nature.

Je dois dire cependant que la cachexie syphilitique, qui survient chez beaucoup de sujets parvenus à cette période de la maladie, se distingue de la cachexie scrofuleuse en ce qu'elle n'est presque jamais comme elle accompagnée d'œdème ; que la phthisie syphilitique est toujours accompagnée de laryngite ulcéreuse, lésion qu'on rencontre aussi dans la phthisie essentielle, mais jamais dans celle qui est de nature scrofuleuse. Le faciès n'est pas le même dans l'une et l'autre cachexie. Les cicatrices que les affections de la peau ont laissées après elles, les difformités qui sont la suite des lésions osseuses sont aussi bien différentes dans la scrofule et la syphilis, etc.

§ II. — **Pronostic.**

D'une manière générale, le pronostic de la syphilis est grave parce qu'elle peut amener la mort par les lésions viscérales qu'elle détermine, et que lors même qu'elle guérit, le malade n'achète souvent cette guérison qu'au prix de graves infirmités, ou de difformités repoussantes; elle est grave parce qu'elle frappe souvent de stérilité ceux qui en sont atteints, et qu'en se transmettant par voie d'hérédité, elle tue les enfants dans le sein maternel.

Le pronostic varie d'ailleurs suivant l'âge des malades, les périodes, les formes de la maladie, le siége de ses manifestations, leur modalité pathogénique, les complications, etc., et, il faut le dire aussi, suivant les moyens thérapeutiques mis en usage. Aussi la syphilis présente plus de gravité dans l'enfance que dans l'âge adulte, dans la période tertiaire et quaternaire que dans les autres, dans sa forme bénigne que dans sa forme maligne, lorsque les lésions qu'elle détermine sont profondes que lorsqu'elles sont superficielles.

Quant à la modalité pathogénique, son influence sur le pronostic est très bornée; que l'on ait affaire à du tissu fibro-plastique ou à de la matière gommeuse, le traitement spécifique aura la même efficacité.

Parmi les complications les plus fréquentes de la syphilis, nous devons citer la scrofule, et il n'est pas besoin d'ajouter qu'elle rend le pronostic de la syphilis plus sérieux.

Nous avons souvent l'occasion d'observer dans nos salles la coïncidence de ces maladies, et nous avons l'habitude de ne combattre l'élément scrofuleux que lorsque la syphilis a été modifiée. Rien de plus fréquent aussi que d'observer la coïncidence de la syphilis avec la dartre et les affections parasitaires, ce qui ne lui imprime pas, d'ailleurs, un caractère de gravité plus prononcé, mais rend toujours le traitement un peu plus long, ou plus compliqué.

Mais, si ces complications des maladies constitutionnelles les unes par les autres s'observent assez fréquemment, les formes métisses qui résulteraient de leurs combinaisons, les unes avec les autres, n'existent que dans l'imagination de ceux qui les ont admises : ces maladies peuvent bien se déplacer l'une l'autre, mais jamais se combiner.

C'est ainsi qu'une blennorrhagie virulente peut être suivie d'une blennorrhagie dartreuse ou arthritique, qu'un bubon vénérien peut disparaître et faire place à une adénite scrofuleuse.

J'ai dit que le pronostic n'était pas sans se ressentir des moyens mis en usage pour combattre la maladie. Et, en effet, mieux vaut avoir affaire à une syphilis, vierge encore de tout traitement, qu'à une syphilis aggravée par une thérapeutique intempestive.

CHAPITRE IV.

THÉRAPEUTIQUE.

Le traitement de la syphilis est préservatif ou curatif.

Nous ne nous occuperons pas ici des moyens préservatifs, et nous renverrons pour cette étude à un très bon chapitre du livre de M. Diday (de Lyon).

§ I. — Traitement curatif.

Les indications d'après lesquelles on établit le traitement curatif sont relatives aux affections par lesquelles se traduit la maladie constitutionnelle, à ses formes à ses périodes, et à l'unité pathologique.

1° Indications tirées des affections.

a. Blennorrhagie. — On combattra la blennorrhagie par l'usage interne des préparations balsamiques, baume de copahu, par le poivre cubèbe, et par les injections astringentes au sulfate de zinc, au tannin, à l'acétate de plomb, etc.

b. Chancre. — Le chancre devra être traité localement par les pansements avec le vin aromatique, les lotions de tartrate ferrico-potassique, dans les cas ordinaires. Est-il douloureux? On mettra en usage le cérat opiacé, ou d'autres préparations narcotiques.

La cicatrisation est-elle trop lente, ou l'ulcère offre-t-il des bourgeons charnus exubérants? le crayon de nitrate d'argent appliqué directement est le meilleur topique.

Lorsque le chancre est serpigineux, on devra d'abord essayer d'arrêter ses progrès avec les applications toniques, poudre de quinquina, etc., ou même en venir à la cautérisation qu'il est préférable de pratiquer avec le fer rouge.

c. Végétations. — Les végétations doivent être détruites, soit avec le nitrate de mercure, soit avec la poudre de sabine ou d'alun; mieux vaut encore les exciser avec les ciseaux courbes, et cautériser ensuite avec le perchlorure de fer à 35° pour empêcher autant que possible leur répullulation.

Quant au traitement des syphilides, nous nous réservons d'en parler dans un chapitre particulier qui fera suite à la description de ces éruptions.

d. Affections osseuses. — Dans les cas d'affections osseuses, on prescrira les préparations iodurées à l'intérieur, et localement on tâchera de modifier les parties malades par des injections iodées dans les trajets fistuleux. C'est aussi avec avantage qu'on peut avoir recours aux eaux minérales sulfureuses, celles de Baréges, par exemple, administrées *intus* et *extra*. — Dans les paralysies syphilitiques, ce n'est que par l'usage des préparations iodurées, par les bains sulfureux qu'on *peut* espérer rendre aux membres leurs mouvements. On a préconisé contre elles les fumigations *cinabrées*, mais mon expérience personnelle me les fait considérer comme dénuées de toute efficacité. L'électricité échoue presque constamment; au reste, ainsi que je vous l'ai déjà dit, tout dépend de l'époque à laquelle les remèdes sont administrés.

Dans les affections viscérales, on se trouvera bien, comme dans le cas précédent, de l'emploi des iodures, mais il ne faut pas non plus négliger le traitement tonique, fer, quinquina, presque toujours indiqué dans cette période où l'état cachectique du malade est si prononcé.

Complications. — Inutile de dire que lorsque la syphilis se complique de scrofule, de dartre ou d'arthritris, ou d'une affection parasitaire ou de toute autre, il faut savoir combiner les moyens antisyphilitiques avec ceux que réclame la complication. Je ne veux arrêter qu'un instant votre attention sur la complication parasitaire, parce que, d'une part, les symptômes du parasite ont été pris pour ceux de la syphilis elle-même, et que, de l'autre, quelques auteurs ont pensé qu'il suffisait de traiter la syphilis pour faire disparaître le parasite. Or, sachez-le bien, c'est là une double erreur : les symptômes parasitaires sont différents des symptômes syphilitiques, et jamais le parasite ne disparaît sous la seule influence d'une médication antisyphilitique proprement dite; je reviendrai plus tard sur ce sujet, à propos de l'étude des dermatoses syphilitiques.

2° Indications tirées des périodes.

Première période. — Le traitement local est le seul qu'on doive employer dans cette première période, à moins pourtant que des végétations ne viennent par leur présence révéler la spécificité.

Deuxième période. — La généralité des médecins prescrivent les préparations mercurielles dans cette seconde période;

cependant M. Diday conseille, et je partage l'avis de ce savant syphiliographe, de ne pas les employer lorsque la syphilis présente une grande bénignité et que sa marche est décroissante, pour me servir de son expression.

Quant aux troisième et quatrième périodes, je n'aurais qu'à répéter ce que j'ai dit du traitement des affections osseuses et viscérales.

3° Indications tirées des formes.

1° *Forme bénigne*. — Comme nous venons de le dire, il est inutile d'employer le mercure dans cette forme ; l'expectation seule est indiquée en présence de manifestations sans gravité qui ont une tendance naturelle à la guérison. — Mais nous ne pouvons laisser passer ici l'occasion de soulever une question de diagnostic de la plus haute importance dans la pratique.

Un malade a eu des accidents syphilitiques ; ils ont maintenant complétement disparu : est-il possible de reconnaître s'il est encore sous le coup de la diathèse.

C'est là un problème qu'il serait d'autant plus utile de pouvoir résoudre, qu'on voit tous les jours des malades, en apparence parfaitement guéris, procréer cependant des enfants entachés de syphilis héréditaire.

On peut essayer de s'éclairer en examinant le sperme pour savoir si les spermatozoïdes sont altérés ; en donnant des bains sulfureux ou des bains de vapeur pour provoquer l'apparition de syphilides. Mais jamais, s'il n'y a eu que des accidents secondaires, on ne peut affirmer que la diathèse est éteinte.

2° *Forme maligne*. — La forme maligne, au contraire, ne doit jamais être abandonnée à l'évolution naturelle ; c'est contre elle que les iodures jouissent d'une très grande efficacité.

3° *Forme commune.* — Quant à la forme commune, elle doit être combattue par le traitement mercuriel ; il serait très imprudent de ne s'en tenir qu'à l'expectation, et dans tous les cas les accidents auraient une durée beaucoup plus longue.

4° Indications tirées de l'unité pathologique.

Le mercure est généralement considéré comme le spécifique de l'unité pathologique syphilis : c'est là une grande erreur.

Dénué de toute efficacité dans la première, la troisième et la quatrième période de la vérole, le mercure n'est pas un spécifique de cette diathèse, mais seulement un modificateur puissant des accidents de la deuxième période.

Ce que je viens de dire du mercure, je le répéterai de l'iodure de potassium qui est le modificateur des affections tertiaires et quaternaires.

Les sudorifiques ont joui autrefois d'une grande réputation, et ont été même regardés comme capables à eux seuls de procurer la guérison de la syphilis ; M. Lagneau est parmi les modernes le seul qui leur ait accordé autant de confiance, et ait admis leur action curative. Mais je crois peu à leur efficacité réelle, et si je les emploie, c'est plutôt, il faut bien le dire, par habitude, que par suite d'une croyance bien établie à leur efficacité.

Le chlorure d'or a été préconisé par Chrestien ; mais l'expérience n'a pas établi du tout l'efficacité que le professeur de Montpellier avait attribuée à ce médicament dans le traitement de la syphilis. Les malades qu'il donne comme ayant été guéris par le chlorure d'or, avaient tous été soumis aux préparations mercurielles.

Quant au rob Boyveau-Laffecteur, si sa puissance n'est pas démontrée par l'observation clinique, elle est du moins pompeusement annoncée à la quatrième page de tous les grands journaux.

Il nous reste encore à apprécier un dernier moyen curatif, c'est la syphilisation.

§ II. — Syphilisation.

L'expérience me manque pour juger la syphilisation. Car, elle a été unanimement repoussée en France dès son apparition, et pendant qu'à l'étranger MM. Boeck et Sperino étudiaient avec tant de zèle et de talent les questions intéressantes qu'elle soulève, nul n'a songé dans notre pays à vérifier par l'expérience, la réalité des faits avancés par les syphilisateurs.

Rejeter, sans prendre la peine d'en constater l'exactitude, les opinions émises par des savants du mérite de MM. Boeck et Sperino, c'est toujours quelque chose de fâcheux pour les progrès de la science.

Je ne chercherai pas ici les raisons pour lesquelles M. Auzias-Turenne n'a pas mieux réussi à assurer le succès de la syphilisation dans notre pays.

Je dirai cependant, et il en conviendra lui-même, qu'avec plus de hardiesse à montrer leurs résultats, les syphilisateurs serviraient mieux leurs doctrines.

Ce n'est qu'en montrant des syphilisés qu'on peut éclairer les gens sans préjugés qui ne demandent qu'à voir pour croire.

Quant à moi, j'ai vu un de ces syphilisés et j'ai été frappé du bon état de sa santé générale, et de son air de contentement, contrastant avec ce que les détracteurs de la syphilisation ont avancé sur la débilitation profonde de l'économie qu'elle déterminerait.

On divise la syphilisation en syphilisation curative et préventive.

a. Curative. — Quand on lit ce qui a été émis à ce sujet par M. Boeck, on ne peut s'empêcher de convenir qu'un grand nombre de syphilisés ont guéri ; mais si l'on examine avec plus d'attention les observations qu'il cite, on ne tarde pas à s'apercevoir qu'il s'agit de syphilis bénignes qui cèdent facilement au mercure et disparaissent même d'elles-mêmes.

Pour pouvoir bien apprécier la valeur de la syphilisation, c'est au contraire contre les formes malignes, rebelles au mercure et à l'iodure de potassium, qu'il aurait fallu l'expérimenter. Quant à moi, j'avoue qu'en pareil cas je n'hésiterais pas à l'employer.

Mais voyons quels sont les avantages et les inconvénients de cette méthode.

Et d'abord produit-elle bien l'immunité ? C'est ce dont il est permis de douter lorsqu'on voit les malades de MM. Boeck et Spernio être repris de nouveaux accidents.

Les innombrables plaies dont il est nécessaire de couvrir le corps pour arriver au résultat désiré, les cicatrices indélébiles qui leur succèdent rendent toujours la syphilisation difficile à appliquer sur une certaine classe de malades.

Aussi n'est-ce que lorsqu'on n'a plus rien à espérer du mercure et de l'iodure de potassium qu'il convient d'y recourir.

b. Préventive. — On a proposé de syphiliser les filles publiques, et les nourrices, mais c'est là une pratique que je ne puis que blâmer. Je ne crois pas qu'on ait le droit, sous quelque prétexte que ce soit, d'inoculer une maladie comme la syphilis à un sujet qui peut échapper à ses atteintes. Ce n'est que s'il survenait une épidémie de la gravité de celle qui sévit au XVe siècle, où la contagion se transmettait par l'air, qu'on serait autorisé à mettre en usage la syphilisation.

DEUXIÈME PARTIE.

SÉMÉIOTIQUE CUTANÉE.

Il me paraît nécessaire de faire précéder l'histoire des syphilides de quelques études de séméiotique cutanée.

Si je reprends un sujet que j'ai déjà traité, c'est à cause de son importance extrême, et parce que j'ai besoin de développer de nouveau des idées encore mal comprises et du reste incomplétement reproduites dans les leçons de 1855.

La séméiotique est la pierre angulaire de mes doctrines dermatologiques, et sans elle nul enseignement ne saurait être fécond.

Un exemple pris au hasard fera ressortir facilement et son rôle et son utilité.

Supposons qu'on ait à décrire la syphilide tuberculeuse; on devra non-seulement suivre le tubercule depuis sa naissance jusqu'à sa disparition complète dans toutes ses périodes, mais encore le prendre à un moment donné de son évolution, et le considérer comme un symptôme dont il faut apprécier la valeur absolue et relative. Au début, c'est une tache qui a une valeur absolue par son siége, son étendue, sa disposition, etc., et une valeur relative par ses caractères objectifs : tache érythémateuse et non inflammatoire, vasculaire et non purement pigmentaire. — Plus tard c'est un bouton qui de même a une valeur absolue par son siége, sa forme, sa disposition, etc., et une valeur relative par son espèce : c'est un tubercule; or, le tubercule exclut la dartre et l'arthritis, tandis qu'il se rencontre dans la scrofule et la syphilis, ce qu'il est très important de connaître pour le diagnostic.

Pour cette étude des symptômes, j'adopterai la division proposée par Galien qui en reconnaissait trois ordres :
1° Les troubles de la fonction ;
2° Les modifications des produits secrétés ou excrétés.
3° Les modifications des caractères physiques de l'organe.

PREMIÈRE SECTION.

TROUBLES DE LA FONCTION.

La peau est l'organe du tact ; mais, outre cette sensibilité tactile, elle possède aussi la sensibilité générale. — Les modifications du tact ne jouant aucun rôle important dans la pathologie cutanée, je ne m'occuperai ici que des troubles de la sensibilité générale.

Celle-ci, suivant Galien, peut être augmentée, diminuée, ou pervertie ; à la perversion de la sensibilité générale se rattachent les démangeaisons, le prurit et la douleur.

Ces symptômes qui n'appartiennent en propre à aucune affection cutanée, qui peuvent exister avec ou sans lésion, sont très variables, quant à leur siège, leur durée et leur intensité.

En effet, limités quelquefois à une région très circonscrite, ils se généralisent d'autres fois, et occupent toute la surface du corps ; tantôt ils sont continuels, tantôt c'est la nuit principalement qu'ils tourmentent les malades.

Leur intensité est loin d'être toujours en rapport avec la gravité de la lésion matérielle : on voit, en effet, les ulcérations de certaines formes de la syphilide tuberculeuse labourer des régions très étendues, sans éveiller aucune sensation douloureuse.

C'est surtout lorsqu'il s'agit de faire le diagnostic de la nature d'une affection cutanée que la perversion de la sensibilité générale mérite d'être prise sérieusement en considération; dans l'affection de nature dartreuse, le prurit est très marqué; les picotements, les élancements caractérisent celles qui sont d'origine arthritique; dans la scrofule et la syphilis, au contraire, ces symptômes sont presque nuls. Je dois cependant faire une exception pour les affections syphilitiques qui occupent des régions où le système pileux est très développé, comme le cuir chevelu. En pareil cas, les grattages provoqués par les démangeaisons produisent une éruption pustuleuse artificielle; les croûtes altèrent alors les caractères des éléments primitifs dont la maladie avait provoqué l'apparition. Aussi doit-on chercher avec soin à déterminer quels sont ces éléments primitifs, et ne pas se contenter de désigner, à l'instar d'un grand nombre de syphiliographes, les syphilides du cuir chevelu sous le nom vague d'éruptions croûteuses.

DEUXIÈME SECTION.

MODIFICATIONS DES PRODUITS DE SÉCRÉTION ET D'EXCRÉTION.

Les produits de sécrétion et d'excrétion de la peau sont la sueur, l'humeur sébacée et l'épiderme avec ses dépendances, les poils et les ongles.

Les cellules de l'épiderme résultent de l'exhalation des capillaires qui rampent dans les papilles, et sont distribuées en deux couches, la couche superficielle formée par les cellules les plus anciennes que distinguent leur aplatissement et leur apparence pavimenteuse ; et les cellules profondes de forme polyédrique, dont l'ensemble constitue le corps muqueux. Depuis les travaux de Henle et des micrographes modernes, ce sont là des points d'anatomie parfaitement établis.

Aussi n'est-ce pas sans étonnement qu'on lit dans les *Leçons* de M. Hardy (brochure de 1857) que le corps muqueux dans lequel il place le siège de l'eczéma est chargé de la sécrétion des cellules superficielles de l'épiderme.

Mais, puisqu'il s'agit ici d'erreur anatomique, je ne puis laisser passer sans la signaler celle qui se trouve dans le rapport que M. Devergie a lu, au commencement de cette année, à l'Académie de médecine, sur la dartre tonsurante.

Dans mes leçons sur les maladies parasitaires, j'avais dit qu'il fallait épiler les sycosis, même après la disparition du cryptogame, parce que le poil profondément altéré dans sa structure devenait un véritable séquestre dont la présence entretenait l'irritation du follicule pileux. M. Devergie reconnaît aussi qu'il faut épiler en pareil cas, mais, c'est, dit-il, parce que le poil est enflammé et étranglé.

Mon honorable collègue, pour édifier une théorie dont l'idée lui paraissait neuve, n'a pas craint de méconnaître ainsi les notions les plus élémentaires de l'anatomie.

La dartre et l'arthritis se traduisent surtout par des affections des glandes sudoripares, et la scrofule, ainsi que la syphilis, par des affections des glandes sébacées.

L'augmentation de la sécrétion épidermique produit les squames, qui sont si abondantes dans les dartres sèches dont le psoriasis est le type, et qu'on trouve aussi très souvent dans les éruptions syphilitiques. Cette fréquence des formes squameuses dans la syphilis et la dartre, explique la difficulté qu'on éprouve quelquefois pour distinguer entre elles les manifestations de ces deux maladies constitutionnelles.

Faut-il avec la généralité des dermatologistes admettre que ces formes squameuses peuvent, dans la syphilis, se manifester primitivement? Pour moi, je pense qu'elles sont toujours consécutives et qu'on a décrit à tort la roséole de la paume des mains et de la plante des pieds, ainsi que des syphilides tuberculeuses ou papuleuses dont les éléments primitifs se recouvraient d'abondantes exfoliations épidermiques, sous le nom de psoriasis syphilitique. C'est là, d'ailleurs, une question que j'aborderai avec plus de détails dans l'histoire des syphilides en particulier.

Quant au liséré épidermique de Biett, il ne faut pas lui attribuer trop d'importance dans le diagnostic de la syphilis, parce qu'on le rencontre également dans d'autres maladies.

A la diminution des sécrétions pileuse et unguéale se rapportent la chute des cheveux et des ongles, phénomènes qui paraissent avoir été fréquemment observés dans la grande épidémie du xv° siècle.

Cependant, il est probable que les auteurs de cette époque ont souvent décrit, sous le nom de pelade syphilitique, de véritables pelades décalvantes.

L'alopécie ne doit être considérée comme se rattachant à la diathèse syphilitique que lorsqu'elle se produit à la suite de syphilides du cuir chevelu, ou bien à la suite des exostoses des os du crâne.

La chute des cheveux n'est pas rare non plus chez les malades dont la constitution est profondément débilitée, et principalement chez les convalescents, des grandes pyrexies.

TROISIÈME SECTION.

MODIFICATIONS DES QUALITÉS PHYSIQUES DE L'ORGANE.

Les modifications des qualités physiques de la peau constituent deux ordres de symptômes. Les uns sont communs au système cutané et aux autres systèmes, comme la teinte ictérique, la teinte chlorotique et la cyanose; les autres lui appartiennent exclusivement: telles sont les plicatures, les altérations pigmentaires et les éruptions cutanées.

Je ne m'occuperai que de ces dernières, et seulement au point de vue de la séméiotique.

Mais qu'est-ce donc qu'une éruption cutanée? Pour moi, ce n'est qu'un symptôme par lequel se traduisent sur la peau des états pathologiques très divers. Aussi voit-on qu'il y a loin de ma manière de voir à celle des willanistes, et que l'eczéma, le lichen, l'impétigo, etc., ne constituent pas pour moi, comme pour eux, des maladies de la peau, c'est-à-dire des essentialités morbides, mais seulement des manifestations sur l'appareil tégumentaire d'unités pathologiques, scrofule, syphilis, dartre, etc.

Les différences que présentent entre elles les éruptions cutanées étudiées sous le rapport séméiotique sont relatives:

1° Au siége anatomique;

2° Au mode pathogénique;

3° A la diathèse.

1° *Siége anatomique.* — Lorsque le siége anatomique est bien connu, il suffit à lui seul pour caractériser le genre; c'est ce qui a lieu, par exemple, pour l'acné que tout le monde s'accorde à placer dans les follicules sébacés, pour la mentagre ou le sycosis qui n'est que l'inflammation des follicules pileux.

Mais il est loin d'en être ainsi pour la plupart des affections cutanées, et leur siége est encore un sujet de discussion parmi les dermatologistes.

Ainsi, à M. Cazenave, qui place l'eczéma dans les glandes sudoripares, M. Hardy, qui veut en faire une affection du corps muqueux, objecte que les produits de l'eczéma ne sont pas formés par la sueur mais par des squames épidermiques qui résultent de l'augmentation de la sécrétion de l'épiderme, et qu'il est impossible d'apercevoir sur les parties malades les orifices des glandes sudoripares.

Mais depuis quand les produits morbides ressemblent-ils aux produits physiologiques? et d'ailleurs les squames de l'eczéma ne sont pas formées seulement d'épiderme mais encore de pus, de sérosité etc.; et puis voyez la suette dans laquelle on ne peut nier certes que les glandes sudoripares ne soient atteintes: l'éruption qui l'accompagne est caractérisée par de petites papules sur lesquelles se développent des vésicules, mais jamais il n'est possible d'apercevoir l'orifice d'un seul conduit excréteur des glandes sudoripares.

M. Cazenave a donc fait une hypothèse, c'est vrai, mais une hypothèse parfaitement admissible.

2° *Mode pathogénique*. — A défaut du siége anatomique, l'identité du mode pathogénique peut servir à déterminer l'élément cutané morbide. Exemple: les vésicules et les pustules.

3° *Maladie*.—La maladie donne aux affections par lesquelles elle se traduit un cachet particulier.

Tantôt c'est d'une manière exclusive qu'elle leur imprime ce cachet; ainsi le godet favique caractérise la teigne faveuse, et ne caractérise qu'elle; la plaque muqueuse, rangée à tort parmi les syphilides papuleuses, n'appartient qu'à la syphilis.

Tantôt, outre les caractères propres qui dépendent de la

maladie, les affections présentent des caractères communs parfaitement indépendants de celle-ci. Ces caractères communs se tirent du siége anatomique et du mode pathogénique.

Le mode pathogénique est inflammatoire, hypertrophique, homœomorphe ou hétéromorphe. La séméiotique a pour objet de prendre individuellement chaque caractère tiré du siége, de la forme, du volume, etc., de les réunir deux à deux, trois à trois, etc., pour en constituer les genres.

Elle apprécie la valeur absolue des caractères généraux et la valeur relative des genres Aller plus loin c'est entrer dans le domaine de la nosographie.

C'est en me plaçant au point de vue de la séméiotique que j'ai divisé, en 1855, les affections de la peau en quatre ordres : *taches, boutons, exfoliations, ulcères*. Cette division me paraît exacte et propre à faciliter l'étude du diagnostic; je la maintiens, n'en ayant pas de meilleure à vous proposer. J'examinerai donc successivement chacun de ces ordres, puis je terminerai cette partie importante de notre cours par l'étude des *cicatrices*, modifications de l'état normal de la peau que ces quatre ordres de symptômes peuvent amener à leur suite.

Je ne saurais trop vous rappeler que l'affection de la peau envisagée de cette manière, diffère essentiellement de l'affection correspondante des willanistes. Ainsi, pour ne citer qu'un exemple, l'eczéma pour les auteurs est une affection qui débute par une rougeur érythémateuse bientôt suivie de vésicules, à la rupture desquelles on voit se former des squames ou des croûtes, molles, verdâtres, etc. ; pour moi, l'eczéma est tout simplement un bouton vésiculeux qui, dès qu'il est rompu, n'appartient plus à l'ordre des boutons, mais à l'ordre des squames.

CHAPITRE PREMIER.

DES TACHES.

Nous commencerons l'étude des symptômes cutanés par celle des taches.

On entend par tache une modification de la couleur de la peau, accompagnée ou non d'une légère saillie de ce tégument.

Les taches forment un ordre très étendu qui comprend les exanthèmes et les macules de Willan.

Elles sont primitives ou consécutives ; la tache de roséole, par exemple, est primitive, et la maculature qui succède à l'évolution d'une papule ou d'un tubercule syphilitique est consécutive.

Elles ne sont quelquefois que le premier degré de l'évolution du bouton. C'est par une tache en effet que s'annonce tout à fait à son début la pustule de la variole.

Elles doivent être étudiées successivement au point de vue de leur cause, de leur diagnostic et de leur valeur séméiologique.

§ I. — Cause ou nature.

Les modifications de la couleur de la peau dépendent du sang ou de la matière pigmentaire ; de là une première division toute naturelle des taches en taches hémateuses ou sanguines et taches pigmentaires.

Suivant que le sang est contenu dans les capillaires de la peau ou extravasé dans le tissu dermique, nous distinguerons les premières en taches intravasculaires, qui sont congestives ou inflammatoires, et en taches extravasculaires, qui comprennent le purpura et les pétéchies.

Les taches pigmentaires sont hyperchromateuses, c'est-à-dire caractérisées par une augmentation du pigment cutané comme dans les éphélides, ou achromateuses, c'est-à-dire accompagnées de décoloration comme dans le vitiligo.

On a cherché à déterminer les conditions qui régissent la couleur et la forme des macules.

Pour ce qui est de la couleur, elle s'explique très naturellement dans un grand nombre de cas. Ainsi, il est évident que c'est le sang qui donne aux taches du purpura la teinte qui les caractérise; la couleur noire d'une tache peut dépendre d'un épanchement de sang, mais elle peut aussi être due à un dépôt de matière mélanique. La coloration blanche du vitiligo, celle de la partie centrale des papules ortiées ne reconnaît pas d'autre cause, dans le premier cas, que l'absence de la matière colorante de la peau, et dans le second, que la compression de la base des papules par les tissus enflammés.

C'est au mélange de l'épiderme et de la matière cryptogamique que les plaques de la teigne tonsurante doivent leur nuance grisâtre ou ardoisée, et celles du *pityriasis versicolor* leur couleur café au lait.

Mais les auteurs ne sont plus d'accord lorsqu'il s'agit d'expliquer la teinte cuivrée particulière aux affections syphilitiques. En effet, tandis que MM. Cazenave et Baumès la rapportent à une modification du pigment, d'autres la font dépendre d'une altération du sang, et quelques-uns même l'attribuent à la présence d'une matière étrangère.

On a aussi essayé de se rendre compte de la forme de certaines éruptions cutanées, l'herpès circiné par exemple, par la disposition en réseaux, en grappes, des vaisseaux capillaires de la peau.

Mais la forme particulière des disques dus à la présence du trichophyton sous l'épiderme, trouve une explication plus

5

simple et plus naturelle dans le mode de germination des cryptogames.

En effet, lorsque le trichophyton est déposé sous l'épiderme, il provoque de la rougeur, une petite éruption vésiculeuse bientôt suivie de furfuration. Tout autour des spores primitivement déposées, il s'en développe d'autres qui provoquent le même travail inflammatoire. La rougeur centrale disparaît, et l'on n'a plus que le cercle rouge circonférentiel qui répond à la description classique de l'herpès circiné. Les cercles peuvent être incomplets. Lorsque le centre est en pleine végétation, le disque est plein, et forme ce qu'on appelle le disque nummulaire. Ces spores ne se déposent pas tout à fait circulairement; elles peuvent se réunir en petit nombre et former alors des disques lenticulaires.

§ II. — Diagnostic des taches.

Les taches sautent aux yeux, et il suffit de regarder pour les voir. Néanmoins, elles peuvent échapper à un médecin inattentif, surtout quand elles sont peu nombreuses, situées sur des parties couvertes, quand leur coloration est peu prononcée. Combien de roséoles, en effet, sont méconnues tous les jours, à cause de leurs marbrures qui, souvent, tranchent à peine sur la teinte des téguments environnants.

Il faut aussi faire bien attention à ne pas confondre les taches pathologiques avec des teintures appliquées sur la peau, avec des altérations de couleur produites par l'insolation ou par des agents chimiques, tels que les acides nitrique ou sulfurique, ou avec des lésions physiques, comme les piqûres d'insectes ou des contusions, et celles qui sont congénitales comme les *nævi*.

Pour éviter cette erreur, on devra pratiquer un lavage qui fait disparaître la coloration artificielle, et, pour les autres cas, s'enquérir des antécédents du malade, prendre en considération la permanence des macules et en constater avec soin les caractères.

C'est ainsi qu'on ne prendra pas une piqûre de puce pour une tache de purpura, si on fait attention que, dans le premier cas, il existe autour de l'ecchymose déterminée par la morsure de l'insecte une petite aréole rose qui disparaît par la pression, tandis que la tache de purpura ne s'efface pas. La disparition sous le doigt sert aussi à distinguer la tache congestive de la tache hémorrhagique.

Suivant qu'elle sera accompagnée ou non des phénomènes de l'inflammation, augmentation de chaleur, tuméfaction, etc., la tache sera inflammatoire ou simplement érythémateuse.

L'érysipèle, par exemple, diffère de l'érythème en ce qu'il est caractérisé par l'augmentation de volume de la peau, l'élévation de la température, tandis que ce dernier ne présente qu'une rougeur superficielle.

Pour savoir si des taches sont primitives ou consécutives, il faudra s'informer avec détails de tous les phénomènes qui ont précédé leur apparition. Enfin, c'est en explorant les parties sous-jacentes à la peau qu'on apprendra si elles sont idiopathiques ou symptomatiques d'une lésion plus profonde. Ainsi, dans un cas où il existait sur la jambe une bosselure qui simulait un *erythema nodosum*, nous avons découvert en palpant le tibia une exostose, et rectifié ainsi une erreur que quelques médecins, d'ailleurs exercés, avaient commise faute de s'être livrés à cette exploration.

§ III. — Modifications, valeur séméiotique.

Les diverses modifications que présentent les taches sont relatives à leurs caractères communs et à leurs caractères particuliers.

A. — Caractères communs.

1° *Siége*. — Limitées quelquefois à une région très circonscrite, les taches peuvent envahir simultanément ou par poussées successives toute la surface du corps. L'invasion simultanée appartient essentiellement aux fièvres éruptives, bien qu'elle s'observe quelquefois aussi dans les syphilides. Ces dernières sont généralement caractérisées par la lenteur de la marche des éruptions, qui se développent d'ailleurs par poussées successives.

Le siége constitue souvent un caractère séméiotique d'une très grande valeur. Ainsi la présence de taches rouges, congestives, sur les genoux et les coudes, n'éveille-t-elle pas de suite l'idée d'un psoriasis.

2° *Couleur*. — La couleur, qui nous a déjà servi à distinguer la nature des taches, peut encore fournir des éléments de diagnostic très précieux. En effet, la couleur écarlate des taches scarlatineuses ne suffit-elle pas pour les distinguer des taches roses de la rougeole. La couleur ardoisée appartenant à des plaques arrondies du cuir chevelu ne fait-elle pas reconnaître de suite qu'il s'agit d'une teigne tonsurante? A des places dénudées et d'un blanc de lait, disséminées sur le cuir chevelu, le praticien le moins expérimenté, pour peu qu'il ait observé une seule fois cette affection, reconnaîtra facilement la teigne décalvante.

L'éléphantiasis des Grecs est caractérisé à son début par des taches fauves, et l'érythème pellagreux par la couleur chocolat de la face dorsale de l'avant-bras et du dos des mains.

Tout le monde connaît l'importance qu'on donne à la teinte cuivrée pour le diagnostic des affections syphilitiques, importance trop grande du reste pour un caractère unique et qui est cause de bien des erreurs.

3° *Nombre et disposition.* — Des taches en petit nombre et occupant une région parfaitement circonscrite, dénoncent le plus souvent l'action d'une cause externe ou d'une affection locale plus profonde; des taches multipliées, et surtout occupant toute la surface du corps, plaident en faveur d'une fièvre éruptive ou d'une affection constitutionnelle.

Quant à la disposition, elle est quelquefois caractéristique, comme dans la rougeole, où l'aspect racémiforme des taches constitue un caractère diagnostique très important.

4° *Forme.* — Comme la couleur, la forme est un signe dont la valeur diagnostique est très grande; mais, comme elle aussi, elle devient une source fréquente d'erreurs.

La forme arrondie appartient surtout au parasitisme, mais elle se rencontre aussi dans la syphilis et dans la dartre.

Ainsi l'herpès circiné, première période de l'évolution de la teigne tonsurante, se présente tantôt sous la forme d'un cercle dont le centre est dégagé, tantôt sous la forme d'un demi-cercle ou d'un disque nummulaire. On voit quelquefois plusieurs disques se réunir, mais la disposition arrondie des contours atteste toujours la nature parasitique des taches, quelle que soit d'ailleurs leur irrégularité.

Le psoriasis est aussi quelquefois caractérisé par des taches circulaires; aussi pourrait-il être confondu avec l'affection précédente, s'il n'existait pas d'autres caractères différentiels.

La disposition en cercles est fréquente aussi dans les syphilides; c'est pourquoi on les prend quelquefois si facilement pour des affections parasitaires. Il n'est pas rare non plus de voir confondre un psoriasis circiné avec une syphilide, parce qu'on donne souvent trop d'importance à un seul caractère, oubliant que le diagnostic ne doit se baser que sur un ensemble de signes.

Mais il est certains cas où la forme des taches suffit à elle seule pour faire reconnaître l'affection. Ainsi, en présence d'une rougeur disposée sous forme de bande le long des vaisseaux lymphatiques, on verra de suite qu'il s'agit d'une angioleucite.

5° *Étendue.* — L'étendue des taches est très variable. Ainsi rien ne ressemble moins aux petites taches racémiformes de la rougeole que les grandes plaques de la scarlatine, qui sont quelquefois tellement larges qu'elles donnent à toute une région, la poitrine, le cou, par exemple, une teinte uniforme. En présence de macules jaunâtres, on peut être indécis sur leur nature, et hésiter entre des éphélides parasitaires et des éphélides syphilitiques. Mais elles présentent une plus grande étendue lorsqu'elles reconnaissent pour cause la présence d'un parasite, que lorsqu'elles résultent de l'évolution d'une affection syphilitique.

6° *État de la surface.* — Les taches peuvent être lisses ou granuleuses, être de niveau avec la peau environnante, ou faire une légère saillie. C'est l'état de la surface qui nous fait établir trois variétés de la roséole syphilitique, la roséole maculeuse, la roséole granuleuse et la roséole squameuse.

Il est quelquefois nécessaire de tenir compte de cet état de la surface des taches pour arriver au diagnostic des affections. Ainsi, dans ces éruptions squameuses généralisées, où il est souvent si difficile de dire si l'on a affaire à un psoriasis ou à un pityriasis, on doit chercher d'abord s'il y a ou non surélévation des parties malades ; dans le premier cas, il y a psoriasis ; dans le second, au contraire pityriasis.

7° *Mode d'apparition, marche, durée.* — Des taches apparaissant tout à coup, disparaissant brusquement, ne peuvent appartenir qu'à l'urticaire.

Une marche régulière, une durée bien déterminée, caractérisent les fièvres éruptives, variole, rougeole, scarlatine.

Enfin, lorsqu'une éruption se fait par poussées successives, que sa marche est lente, on peut être sûr qu'une influence diathésique préside à son développement.

B. — Caractères particuliers.

Ainsi que nous l'avons dit, les taches peuvent être inflammatoires, congestives, hémorrhagiques ou pigmentaires.

L'érysipèle est une tache inflammatoire ; tantôt il reconnaît pour cause une lésion physique, tantôt il se développe spontanément et il est sous la dépendance d'une cause interne, tantôt enfin il apparaît comme phénomène ultime dans les fièvres graves ou dans les maladies chroniques.

Les taches congestives se montrent dans les pyrexies aiguës; fièvre typhoïde, rougeole, scarlatine, etc.

L'érythème, qui est une tache congestive, peut être dû à une cause purement physique, comme lorsqu'il se montre au scrotum, entre les cuisses, à l'aisselle, provoqué par les produits de secrétion altérés qui séjournent sur la peau.

Il peut être arthritique : rien n'est en effet mieux établi que la coïncidence de l'*erythema nodosum* avec les affections rhumatismales ; il peut se rattacher à la scrofule.

La tache hémorrhagique a plutôt une valeur pronostique qu'une valeur diagnostique. Tout le monde, en effet, connaît l'extrême gravité des formes hémorrhagiques des fièvres éruptives, variole, rougeole, scarlatine. Quant aux taches pigmentaires, leur couleur seule indique leur nature. Si elles sont grisâtres, le trichophyton est leur cause unique; si elles sont jaune café au lait, c'est le microsporon furfur, etc.

VALEUR PRONOSTIQUE. — Elle doit être envisagée au double point de vue de la menace qu'elles apportent à l'existence, et des inconvéniens qu'elles entraînent comme affections purement locales.

Au premier point de vue, elle se tire de leur nature, de leur valeur diagnostique, et enfin de l'ensemble de leurs caractères physiques, de leur marche dans une même maladie.

Les taches hémorrhagiques sont toujours mauvaises par elles-mêmes, et ce d'autant plus, qu'elles sont plus nombreuses, qu'elles se multiplient plus rapidement, qu'elles sont sorties à une époque plus rapprochée du début, qu'elles ont précédé les autres symptômes. Leur gravité varie selon la maladie à laquelle elles sont liées; elle est beaucoup moins grande dans le scorbut que dans la fièvre typhoïde, moins dans celle-ci que dans les fièvres éruptives, où elles présagent presque constamment la mort.

Les taches congestives ou inflammatoires n'ont par elles-mêmes d'autre gravité que celles de la maladie qu'elles annoncent. La signification pronostique tirée de l'ensemble de leurs caractères physiques, varie singulièrement selon les maladies dont elles ne sont que le symptôme.

Dans les fièvres éruptives, on doit regarder comme favorable la sortie facile et régulière commençant par la face pour se terminer aux extrémités inférieures, la modération dans le nombre des taches, leur couleur vive et franche; comme grave, la sortie brusque et simultanée, la confluence et la couleur trop foncée des taches; comme défavorable, la sortie irrégulière commençant par les parties inférieures, la pâleur et surtout la décoloration subite de l'exanthème.

Dans la fièvre typhoïde, les taches roses lenticulaires sont tout à fait insignifiantes, tout comme les taches bleues dans l'éphémère prolongée.

Dans les lymphangites, l'extension des taches et leur persistance sont toujours défavorables ; dans la syphilis, la sortie rapide, le grand nombre et la vivacité de couleur des taches, doivent être considérées comme favorables au point de vue de la promptitude de la guérison.

Comme affections locales, les taches n'ont d'autre gravité que d'être désagréables ; elles le sont d'autant plus, qu'elles siégent sur des parties découvertes, la face, le col ou les mains ; qu'elles sont plus réfractaires au traitement, et parmi celles-ci nous citerons les maculatures consécutives aux scrofulides.

Indications thérapeutiques. — Se tirent de leur valeur diagnostique, de l'ensemble des caractères physiques, de l'éruption, et enfin de la persistance des taches comme affections locales.

1° La valeur diagnostique fournit la base du traitement : l'expectation dans les fièvres éruptives, les acides et les toniques dans les affections hémorrhagiques, l'arsenic dans la dartre, le mercure dans la syphilis, etc.

2° L'ensemble des caractères physiques, la marche de l'éruption, peuvent modifier le traitement. Ainsi, dans les fièvres éruptives, la confluence de l'éruption peut faire sortir de la médecine expectante, pour recourir aux émissions sanguines ; la difficulté de l'éruption, la pâleur et surtout la décoloration subite de l'exanthème, commanderont les révulsifs à la peau, les sinapismes, les bains chauds, l'administration d'un émétique, etc.

Dans les affections chroniques, la syphilis par exemple, la longue résistance à un traitement rationnel, engagera le médecin à s'adresser à d'autres préparations pharmaceutiques.

3° La persistance des macules, après qu'a cessé la maladie ou l'affection qui leur ont donné naissance, ne réclame d'autre médication que des applications topiques, que le médecin devra varier jusqu'à ce qu'il ait réussi à les faire disparaître.

CHAPITRE II.

BOUTONS.

Nous désignons, sous le nom de bouton, toute saillie circonscrite se montrant sur la peau ou à l'origine des membranes muqueuses.

Donnant à cette expression une plus grande extension, Sauvages comprenait, dans la classe des boutons, toutes les saillies qui peuvent apparaître sur le corps quel que soit d'ailleurs le siége.

Fidèles au plan que nous nous sommes tracés pour l'étude de chaque symptôme organique de la peau, nous examinerons d'abord les boutons au point de vue de leur nature.

§ I. — Causes ou nature des boutons.

Les boutons sont tantôt des affections propres, tantôt des affections communes.

1° Affections propres.

Dans le premier cas, ils ne traduisent qu'une seule maladie; dans le second, au contraire, ils appartiennent à plusieurs.

Ainsi, l'herpès circiné, le sycosis pustuleux, le godet favique, sont des affections propres déterminées par la présence d'un parasite: le trichophyton pour les deux premières, l'achorion pour la dernière.

Les verrues, les polypes, l'acné varioliforme, ne se rencontrent que dans la scrofule et les végétations, ainsi que les plaques muqueuses dans la syphilis.

Le bouton d'Alep, le framboesia, ne traduisent qu'une seule diathèse encore inconnue.

2° Affections communes.

Les boutons qui constituent des affections communes, c'est-à-dire qui caractérisent plusieurs maladies, peuvent être divisés en trois groupes.

1° Les boutons séreux, qui comprennent les bulles et les vésicules; 2° les boutons purulents, parmi lesquels on compte les pustules, les furoncles et les abcès dermiques; 3° les boutons hypertrophiques, dans lesquels on range les papules et les tubercules.

§ II. — Diagnostic différentiel.

Lorsqu'ils sont dans leur période d'état, les boutons sont généralement faciles à reconnaître. Cependant il ne faudrait pas prendre pour une éruption boutonneuse ce phénomène tout physiologique, qui consiste dans l'érection des follicules pileux déterminée par le froid.

S'il est nécessaire, dans le diagnostic des boutons, de tenir compte des formes intermédiaires, il faut avouer aussi que celles-ci ont été trop multipliées par les willanistes.

Ainsi, entre la vésicule de l'eczéma et la pustule de l'impétigo, M. Cazenave place la vésico-pustule de l'eczéma impétigineux et la puro-vésicule de l'achore. Mais c'est surtout M. Devergie qui a fait un grand abus des formes composées.

Certaines circonstances peuvent jeter un peu d'incertitude sur le diagnostic différentiel des différentes espèces de boutons.

La présence de la sécrétion purulente au sommet de la pustule suffit pour la distinguer de la papule ; mais lorsque la croûte est tombée, cette distinction peut devenir difficile. Tous les jours, en effet, on voit ainsi confondre la syphilide pustuleuse lenticulaire avec la syphilide papuleuse, et réciproquement.

De même, certaines éruptions papuleuses, dont les papules présentent un peu de transparence au sommet, peuvent être prises pour une affection vésiculeuse : c'est en piquant avec une épingle le petit point brillant qu'on s'assure de la nature de l'élément primitif.

On confond souvent aussi les papules et les tubercules avec des engorgements folliculeux, l'acné varioliforme par exemple. Le seul moyen d'éviter l'erreur en pareil cas, c'est de chercher le point noir qui correspond à l'orifice du follicule, et de tenir compte de l'aspect de la tumeur, qui dans l'acné varioliforme, ainsi que son nom l'indique, ressemble à la pustule ombiliquée de la variole.

Il n'est pas rare non plus de voir des erreurs se commettre chaque jour sur la nature des boutons. Ainsi les tubercules de la troisième période de la teigne tonsurante, dans la barbe, sont confondus avec des engorgements tuberculeux purement inflammatoires. Mais la connaissance des phénomènes qui ont précédé l'engorgement, c'est-à-dire l'herpès circiné, et la présence au milieu de la partie malade de petits poils cassés et engaînés indiqueront s'il est de nature parasitaire.

§ III. — Modifications, valeur séméiotique.

VALEUR DIAGNOSTIQUE.

Les modifications des caractères de l'éruption boutonneuse sont relatives aux caractères communs et aux caractères particuliers.

Caractères communs.

1° *Siége.* — Lorsque des boutons occupent les poignets, le ventre, la verge et les fesses, lieux d'élection de l'éruption galeuse, on soupçonne de suite la présence de l'acarus. Le front, la nuque, les ailes du nez, la paume des mains, la plante des pieds, étant des siéges de prédilection des affections syphilitiques, l'idée de la syphilis s'éveille dès qu'il vient à paraître des boutons sur ces régions. Lorsque des groupes vésiculeux, disposés en forme de Z, entourent un des côtés du thorax et de l'abdomen, on reconnaît à l'instant le zona.

2° *Nombre, disposition.* — Les boutons peuvent être confluents ou discrets, disséminés ou groupés. C'est d'après ce dernier caractère que nous divisons notre classe des syphilides résolutives en deux sections : les syphilides exanthématiques et les syphilides circonscrites. Le rapprochement des papules dans le lichen, leur dissémination dans le prurigo, sont des signes différentiels importants de ces deux affections.

La forme en Z, comme nous l'avons dit, est caractéristique du zona.

Quant à la disposition en anneaux, et en arcs de cercle, elle appartient à la fois à la dartre, à la scrofule, à la syphilis, et aux affections parasitaires. En effet, le psoriasis affecte souvent la forme circinée, et constitue alors cette affection connue sous le nom de *lepra vulgaris ;* le lupus scrofuleux affecte souvent une marche herpétique, c'est-à-dire qu'il progresse par un cercle tuberculeux circonférentiel ; dans la syphilis, les éruptions prennent souvent la forme d'un croissant, ou d'un fer à cheval ; enfin, tout le monde sait que l'herpès circiné, dont la nature est essentiellement parasitaire, est caractérisé par ses contours arrondis formant tantôt des cercles complets, tantôt des arcs de cercle.

3° *Couleur*. — La couleur indique souvent à quel ordre ou à quelle variété appartiennent les boutons ; sont-ils transparents ? il s'agit de bulles ou de vésicules ; sont-ils jaunâtres ? ce sont des pustules.

La coloration rouge des végétations charnues les distingue suffisamment des végétations fibreuses et cornées qui sont grisâtres. D'après la couleur de l'élément anatomique, on peut quelquefois reconnaître la maladie dont il dépend. Il n'est pas besoin de rappeler que la teinte cuivrée décèle la syphilis, et la teinte bronzée l'éléphantiasis des Grecs.

4° *Forme*. — C'est souvent à cause de leur forme qu'on a imposé aux boutons certaines dénominations. Ainsi les crêtes de coq, les choux-fleurs, le favus, la syphilide lenticulaire ne doivent leur nom qu'à leur ressemblance plus ou moins grossière avec certaines productions animales ou végétales.

La forme seule du bouton peut faire reconnaître le genre auquel il appartient, ou bien indiquer la maladie dont il dépend. Ainsi la pustule ombiliquée caractérise la variole ; et les petites vésicules acuminées, papuleuses à la base, l'éruption entretenue par l'acarus.

5° *Volume*. — Le volume des boutons, qui varie depuis celui de la plus petite pustule d'acné miliaire jusqu'à celui des plus volumineux tubercules, qui peuvent atteindre la grosseur d'une merise, a une certaine importance séméiotique.

C'est d'après lui qu'on établit les divers ordres de boutons. Ainsi le soulèvement épidermique, gros comme une tête d'épingle ou comme un grain de millet, est une vésicule ; plus considérable, c'est une bulle. Tant que les petites élévations pleines, solides et résistantes de la peau ne dépassent pas la grosseur d'une lentille, ce sont des papules ; plus volumineuses, elles constituent des tubercules.

Le volume sert aussi à distinguer entre elles certaines affections : le lichen et le prurigo, par exemple, qui tous les deux rentrent dans la classe des papules, ne diffèrent que par la largeur plus grande des éléments primitifs dans la première affection.

De même la vésicule de l'eczéma est plus large que la vésicule de la gale.

6° *Marche, mode d'évolution.* — La marche et le mode d'évolution des boutons constituent des modifications qui ne sont pas sans valeur séméiologique. Ainsi les éruptions boutonneuses de nature syphilitique ont une évolution très lente, tandis que dans les fièvres éruptives les boutons ont une marche déterminée toujours plus rapide.

A propos de l'évolution des boutons, nous ferons remarquer qu'en séméiotique il ne doit être question que d'une seule phase, et non de toutes les phases successives de transformation du symptôme organique. Tenir compte en effet de la série successive des évolutions, c'est faire l'histoire de la maladie et non celle des symptômes.

7° *Consistance.* — Les boutons sont durs et élastiques ou fluctuants. C'est par la consistance qu'on distingue le tubercule de la syphilide circonscrite de celui de la syphilide papulo-tuberculeuse ; le premier est plus dur, moins élastique que l'autre. La sensation de fluctuation ne permet pas de confondre l'abcès dermique avec le tubercule.

Caractères particuliers des boutons.

Nous allons successivement étudier les sept ordres de boutons que nous avons admis.

1°. Boutons vésiculeux.

En réunissant plusieurs des caractères que présentent les boutons vésiculeux, on en constitue cinq genres qui sont les *sudamina*, la *miliaire*, la *varicelle*, l'*herpès* et l'*eczéma*,

a. Sudamina. — Les sudamina sont de petites vésicules hémisphériques et transparentes, ni précédées ni accompagnées de rougeur congestive ou inflammatoire. On pourrait, à première vue, les prendre pour des gouttelettes de sueur, mais le toucher permet facilement de les en distinguer, car on perçoit toujours une sensation particulière de rudesse, ce qui n'aurait pas lieu s'il s'agissait simplement d'un liquide répandu à la surface de la peau.

Les sudamina qui souvent coexistent avec une éruption de miliaire rouge se rencontrent dans un grand nombre de maladies, la fièvre typhoïde, la fièvre puerpérale, la scarlatine, le rhumatisme, la suette miliaire, etc. Leur valeur diagnostique et pronostique est fort contestable.

b. Miliaire rouge. — L'éruption de miliaire rouge se fait d'une manière simultanée ; elle est caractérisée par de petites taches rouges légèrement saillantes, disparaissant sous la pression, pour reparaître de suite, et présentant à leur sommet une petite vésicule, conique, déliée, non utriculaire comme dans le cas précédent.

Comme les sudamina, la miliaire rouge peut s'observer dans un grand nombre de maladies (scarlatine, suette miliaire, affections typhoïdes, etc.), et même, dans certaines épidémies, elle peut compliquer toutes les maladies aiguës. J'aurai plus tard à vous entretenir d'une éruption syphilitique analogue à la miliaire rouge, et qu'on peut appeler la miliaire syphilitique.

c. Varicelle. — Les vésicules de la varicelle sont discrètes et plus grosses que celles de la miliaire ; elles sont tantôt aplaties, tantôt globuleuses, et se développent sur des taches rouges qui apparaissent après quelques phénomènes prodromiques, fièvre, anorexie, etc.

La varicelle est une forme particulière de la variole, ou de la syphilide vésiculeuse. Précédée de prodromes dans les deux cas, l'éruption se fait, dans le second, avec lenteur et par poussées successives, ce qui constitue un signe diagnostique de la plus haute valeur.

d. Herpès. — Le groupement des vésicules caractérise l'herpès. Les auteurs ont admis deux variétés : un herpès à grosses vésicules, et un herpès à petites vésicules ; mais je ne considère pas cette dernière variété comme une entité vésiculeuse. L'herpès à grosses vésicules ou phlycténoïde peut être *critique ;* il constitue tantôt une manifestation aiguë d'une maladie constitutionnelle, la dartre ou l'arthritis, ou bien il n'est qu'un pseudo-exanthème. L'herpès circiné, signe constant de la présence sous l'épiderme du trichophyton tonsurant, est parfois seulement érythémateux, d'autres fois vésiculeux ou même pustuleux.

L'herpès a son siége sur la peau ou sur les muqueuses accessibles à l'œil. L'un de nos collègues les plus distingués a, dans ces derniers temps, attiré l'attention d'une manière toute particulière sur certaines variétés d'herpès de la bouche et de la conjonctive confondues avec l'ophthalmie, l'angine gangréneuse, l'angine diphthéritique.

L'herpès peut siéger sur le col de l'utérus et être pris pour un chancre de cette région.

Le zona n'est qu'une variété de l'herpès et se rattache comme lui à la dartre, plus souvent peut-être à l'arthritis. Dans quelques cas, le zona paraît indépendant de toute diathèse, et semble constituer une véritable maladie idiopathique, un pseudo-exanthème.

Quant à l'affection que j'ai désignée sous le nom d'*herpès vacciniforme*, à cause de sa ressemblance avec les boutons de la vaccine, elle peut se montrer, par poussées successives, sur toutes les régions du corps, sur toutes les muqueuses accessibles à la vue, et constitue l'une des manifestations les plus intéressantes et les moins connues de la diathèse arthritique.

e. Eczéma. — L'eczéma est caractérisé par de petites vésicules, agglomérées sur un fond rouge, qui ne tardent pas à crever et à se transformer en squames. L'éruption que les willanistes décrivent sous le nom d'*eczema simplex* se rapproche plus de l'herpès que de l'eczéma. Elle consiste en effet dans de petites vésicules, sans aréole inflammatoire, développées sur des surfaces ayant conservé leur coloration normale.

L'eczéma est quelquefois artificiel. Quoi de plus fréquent que de voir, à la consultation de l'hôpital Saint-Louis, des malades affectés d'éruptions eczémateuses qui ne reconnaissent pas d'autre cause que l'usage intempestif de topiques irritants?

Souvent aussi il est dû à la présence d'un parasite animal ou végétal. L'acarus, entre autres éruptions, peut déterminer un eczéma, et rien n'est plus fréquent, parmi les affections causées par le trichophyton, que ces petites plaques d'eczéma circonscrit dont la nature est si souvent méconnue. — Il appartient aussi comme affection à trois maladies constitutionnelles : la dartre, l'arthritis et la scrofule, mais jamais à la syphilis, quoiqu'on trouve dans le livre de M. Cazenave la description de l'eczéma, et même de l'eczéma impétigineux syphilitique.

Il n'est pas rare d'observer, dans la syphilis, des éruptions papuleuses dont le sommet paraît vésiculeux ; mais en piquant les papules avec une épingle, on acquiert la certitude qu'il n'y a pas là de soulèvement épidermique produit par la sérosité.

2° Boutons bulleux.

On a coutume de décrire deux espèces de boutons bulleux, le *pemphigus* et le *rupia*. Mais on pourrait avec autant de raison faire figurer le rupia parmi les pustules à côté de l'ecthyma.

a. Pemphigus. — Le pemphigus est une éruption de bulles qui varient depuis le volume d'un pois jusqu'à celui d'une noix ; tantôt cette éruption est simultanée, tantôt elle a lieu par poussées successives. — Le pemphigus est aigu ou chronique. Dans le premier cas, il s'accompagne de phénomènes généraux, fièvre, etc., qui justifient le nom de fièvre bulleuse qui lui a été donné par quelques auteurs. — Dans le second, il peut traduire comme affection tégumentaire, la dartre, l'arthritis et la syphilis, mais jamais il n'est de nature scrofuleuse.

Enfin, une éruption bulleuse peut être artificielle, et provoquée alors par une cause irritante quelconque, topiques, frictions, etc., etc.

Elle peut être parasitaire : rien de plus fréquent en effet que de voir, au milieu des éruptions variées que détermine l'acarus, des ampoules contenant un liquide séro-purulent.

Le médecin doit aussi être prévenu qu'on a quelquefois simulé le pemphigus en appliquant de la poudre de cantharides sur la surface cutanée. Mais c'est une ruse qu'une surveillance attentive suffira pour déjouer.

b. Rupia. — On divise le rupia en *rupia simplex* et *rupia proeminens*.

Dans le *rupia simplex*, on observe de petites bulles aplaties renfermant un liquide primitivement séreux, mais bientôt purulent et de couleur noirâtre. Ces bulles se rompent, et le liquide qu'elles renferment se transforme en une croûte brunâtre, rugueuse, et plus épaisse au centre qu'à la circonférence.

Rupia proeminens. — Dans le *rupia proeminens*, il se développe d'abord une bulle dont le liquide se concrète ainsi que nous venons de le dire; puis autour de cette croûte on voit un soulèvement épidermique qui devient le point de départ d'une nouvelle croûte qui entoure la première. De sorte qu'après plusieurs de ces adjonctions successives, la croûte de cette variété du rupia prend une forme conique, et ressemble, ainsi que l'a dit Willan, à une écaille d'huître ou de patelle.

Le rupia n'est jamais ni artificiel, ni parasitaire : il appartient à la scrofule ou à la syphilis, mais plus souvent à la première maladie.

3° Boutons pustuleux.

L'ordre des boutons pustuleux renferme deux sections : les *pustules phlyzaciées* et les *pustules psydraciées*. Les premières sont plus larges, aplaties, entourées d'un cercle inflammatoire; les secondes, plus saillantes, pointues, quelquefois dures à la base, purulentes seulement au sommet.

PREMIÈRE SECTION. — *Pustules phlyzaciées.*

La section des pustules phlyzaciées ne renferme qu'un seul genre, c'est l'*ecthyma*.

Ecthyma. — L'ecthyma est une éruption caractérisée par des pustules phlyzaciées arrondies, à base dure, enflammée, et se recouvrant de croûtes brunâtres. Toutes les causes irritantes agissant sur la peau peuvent y déterminer de l'ecthyma : il est une des affections les plus fréquentes parmi celles que détermine l'acarus.

Enfin, l'ecthyma est quelquefois constitutionnel, et le plus souvent alors il appartient à la syphilis.

DEUXIÈME SECTION. — *Pustules psydraciées.*

La section des pustules psydraciées comprend quatre genres :

1º *Impétigo;*
2º *Miliaire blanche;*
3º *Acné pustuleuse;*
4º *Mentagre pustuleuse.*

1º *Impétigo.* — Petites pustules groupées se développant sur une surface rouge, et donnant lieu après leur rupture à des croûtes épaisses, molles, d'un jaune flavescent : telle est l'affection connue sous le nom d'*impétigo*.

Elle se présente le plus souvent comme manifestation de la scrofule ; dans ces cas, nous l'avons décrite sous le nom de scrofulide bénigne exsudative, l'opposant ainsi à la scrofulide maligne qui détruit les tissus, tandis qu'elle se borne à produire une exsudation séro-purulente.

L'éruption impétigineuse se rencontre quelquefois dans la dartre, ainsi que dans la syphilis. Enfin, toutes les causes irritantes peuvent la produire, et souvent elle est déterminée par l'acarus et même par le trichophyton. Nous devons remarquer ici que c'est principalement chez les scrofuleux, que les éruptions dues à une irritation externe ou à un parasite ont une tendance marquée à arrêter la forme impétigineuse. Ainsi, l'impétigo sycosiforme de M. Devergie n'est qu'une teigne tonsurante de la barbe à la troisième période, qui donne lieu à des croûtes impétigineuses, à cause de la constitution même du malade.

2º *Miliaire blanche.* — On ne peut mieux se faire une idée des petites pustules de la miliaire blanche qu'en les comparant à celles que produit l'application de l'huile de croton sur la peau. C'est surtout dans les maladies puerpérales qu'on rencontre la miliaire blanche.

Sous la forme d'herpès circiné, la miliaire blanche indique la présence du trichophyton sur les bulbes des poils.

3° *Acné pustuleuse.* — L'acné pustuleuse est une inflammation des glandes sébacées qui donne naissance à des pustules acuminées, discrètes ou confluentes, et dont la base papuleuse, et quelquefois même tuberculeuse, reste souvent indurée longtemps après la disparition du pus.

Les pustules acnéiques sont le plus souvent d'un rouge sombre, et siégent principalement sur la face et les épaules. Rien de plus fréquent que de voir, au milieu d'elles, de petits points noirs disséminés, dus à l'altération de l'humeur sébacée qui obstrue les follicules dilatés. Chez quelques malades, on n'observe que cette forme d'acné, désignée sous le nom d'*acné punctata*.

J'admets deux variétés d'acné pustuleuse : l'une a pour siége la glande sébacée indépendante du poil ; l'autre, la glande annexée au poil. Cette distinction est très importante, et c'est parce qu'elle n'a pas été faite par les auteurs que l'on a confondu la mentagre avec l'acné, sous la dénomination d'*acne* ou de *varus mentagra*.

L'*acne pilaris* s'observe surtout sur le front, les régions temporales, le cuir chevelu, la région sternale chez l'homme adulte, les ouvertures nasales où, journellement encore, elle est prise pour une éruption impétigineuse.

La dépression ombilicale des pustules d'*acne pilaris* vous servira à la distinguer des pustules mentagreuses, qui sont acuminées.

Signification séméiotique. — Jamais l'acné n'est de nature parasitaire.

J'ai souvent examiné l'humeur sébacée au microscope, et

je n'y ai jamais aperçu le champignon que M. Hardy dit y avoir trouvé. Il faut d'ailleurs se mettre en garde contre les illusions du microscope : et ne pas prendre pour des spores et des tubes les globules de graisse et les petits poils qu'on rencontre souvent au milieu du sébum.

L'acné est quelquefois artificielle et produite alors par des cosmétiques irritants, ou par la malpropreté. Elle est souvent aussi pathogénétique; c'est ainsi que l'usage des alcooliques détermine souvent cette forme particulière d'acné connue sous le nom de *couperose*.

Trois maladies constitutionnelles peuvent se traduire sur la peau par des éruptions acnéiques : ce sont la scrofule, la syphilis et l'arthritis; mais remarquons que l'acné scrofuleuse est de toutes la plus fréquente, et que, tandis que l'acné syphilitique peut affecter les membres supérieurs et inférieurs, on ne la rencontre que sur la face et dans le dos.

J'appelle votre attention sur une forme particulière de l'*acne pilaris*, qui se présente quelquefois agglomérée sur les régions temporales et sur le front, à la racine des cheveux. A cause du siége, on la croit syphilitique, tandis que le plus communément elle n'est qu'une expression de la diathèse arthritique.

4° *Mentagre pustuleuse.* — La mentagre pustuleuse est caractérisée par des pustules psydraciées, dures, rouges, papuleuses ou tuberculeuses à la base, purulentes au sommet, et traversées par un poil à leur centre, ce qui indique qu'elles siégent dans le follicule pileux.

Signification séméiotique. — La présence des pustules mentagreuses indique qu'il y a inflammation des follicules pileux, mais cette inflammation peut reconnaître plusieurs causes.

La mentagre est le plus souvent parasitaire, mais elle peut

être scrofuleuse, syphilitique, arthritique, et quelquefois deux de ces maladies agissent en même temps pour perpétuer l'éruption. C'est ainsi que le trichophyton qui germe sur un scrofuleux provoque à la fois le cachet parasitaire et le cachet scrofuleux ; qu'il agit aussi souvent avec le vice arthritique pour entretenir des sycosis qui ne cèdent alors qu'à l'emploi simultané des parasiticides et des alcalins.

Quand la mentagre est parasitaire, elle a été précédée de l'herpès circiné, ce que le malade exprime généralement en disant qu'il a eu des dartres farineuses ; de plus, on distingue à la loupe, et même à l'œil nu, des petits poils cassés et engainés par une matière blanchâtre, comme floconneuse, qui n'est autre chose que la matière cryptogamique. Enfin, l'inflammation des follicules pileux est quelquefois provoquée par des applications irritantes, et c'est ainsi qu'on voit des malades, afin d'obtenir leur entrée à l'hôpital, ou pour y prolonger leur séjour, déterminer un sycosis en se frictionnant avec des substances excitantes.

4° Furoncles.

Le furoncle est une inflammation du tissu cellulaire contenu dans les aréoles profondes du derme, qui donne naissance à une tumeur violacée, de forme conique, se terminant par suppuration, et laissant alors échapper un produit particulier grisâtre qu'on nomme le *bourbillon*, et sur la nature duquel les auteurs ne s'accordent pas, les uns le considérant comme une production pseudo-membraneuse, les autres comme un paquet de tissu cellulaire mortifié.

Signification séméiotique. — L'acarus est quelquefois la cause des éruptions furonculaires ; d'autres fois les furoncles appartiennent à la troisième période de la teigne tonsurante, et on les voit accompagner les pustules, les papules et les tubercules qui caractérisent cette maladie.

On les voit se développer comme éruption critique dans la convalescence des maladies aiguës, fièvre typhoïde, rougeole, scarlatine, etc. Ils peuvent être pathogénétiques, et produits alors par des substances plus ou moins toxiques, comme les préparations arsenicales.

En dehors de ces conditions, les éruptions furonculaires sont toujours arthritiques, et dans ce cas elles ont pour caractère de se généraliser et de récidiver.

5° Abcès dermiques.

Les abcès dermiques, ou boutons phlegmoneux, peuvent, en dehors des conditions toutes chirurgicales qui souvent président à leur développement, et dont nous ne nous occuperons pas ici, s'observer dans le cours des maladies pyrétiques aiguës, ou dans le cours des maladies apyrétiques chroniques.

Les maladies pyrétiques aiguës qui déterminent des abcès dermiques sont : la diathèse purulente commune, et la diathèse purulente spécifique, ou morve.

Les maladies apyrétiques chroniques dans lesquelles on les rencontre fréquemment sont la scrofule et la syphilis. Dans la première maladie, ils constituent la scrofulide phlegmoneuse de M. Hardy, une variété de l'écrouelle cellulaire, et dans la deuxième, les tumeurs gommeuses.

6° Boutons papuleux.

L'ordre des boutons papuleux comprend deux genres : le *prurigo* et le *lichen*. Les papules du prurigo sont petites, éparses, discrètes, et recouvertes à leur sommet d'une petite croûte sanguine, tandis que celles du lichen sont, en général, plus larges, mais surtout plus rapprochées, pressées les unes sur les autres, souvent accompagnées d'une hypertrophie dermique qui n'existe pas dans le prurigo, et quelquefois disposées en groupes.

a. Prurigo. — Le prurigo est souvent parasitaire, et est déterminé par les poux ou les acares. On l'observe aussi dans la scrofule et dans la dartre. Il constitue dans le premier cas une variété de ce que j'appelle la scrofulide boutonneuse bénigne, et est très fréquent dans l'enfance.

b. Lichen. — Le lichen appartient à quatre maladies constitutionnelles : la scrofule, la dartre, la syphilis et l'arthritis. On observe aussi, entre autres irruptions déterminées par le trichophyton, des plaques lichénoïdes dont la nature était autrefois méconnue, et qu'on désignait sous le nom de *lichen circumscriptus*. Au milieu des divers boutons qui se développent sous l'influence de l'acarus, on trouve aussi très souvent de véritables papules.

7° Boutons tuberculeux.

Tous les boutons tuberculeux constituent des affections propres : ainsi le bouton d'Alep, le tubercule syphilitique, le *molluscum*, le *frambœsia*. Aussi est-il difficile d'établir des genres dans l'ordre des tubercules. Il n'existe même, à proprement parler, qu'un seul genre, c'est le lupus, qui peut se montrer avec ses caractères identiques de tubercule, partiellement constitué par le tissu fibro-plastique, dans la scrofule et dans la syphilis.

Valeur pronostique.

Elle diffère grandement de celle des taches.

Ainsi, au point de vue du danger qu'ils font courir au malade, nous ne voyons plus dans les boutons ces menaces de mort prochaine que nous avons signalées dans les taches hémorrhagiques : si quelques éruptions boutonneuses, les bulles par exemple, font quelquefois présager une terminaison fatale, c'est toujours dans un avenir plus ou moins éloigné.

Beaucoup sont à peu près insignifiantes, les sudamina et la miliaire.

D'autres sont même considérées comme favorables, ou du moins coïncident ordinairement avec la cessation des symptômes fébriles : ainsi, l'*herpes labialis*.

Notons cependant que la fièvre éruptive boutonneuse par excellence, la variole, est incontestablement plus grave que la rougeole ou la scarlatine ; elle est plus souvent mortelle, et quand elle ne tue pas, elle laisse toujours des cicatrices plus ou moins apparentes, quelquefois même la perte de la vue. Ajoutons ici, pour en finir avec la variole, qu'on doit regarder comme favorables le développement régulier des boutons, leur grosseur, surtout aux mains, leur écartement ou discrétion ; comme graves, leur petitesse et leur confluence, particulièrement à la face. Leur affaissement subit avec décoloration présage une mort prochaine : *Annibal ante portas*, pour parler comme Prosper Alpinus.

Si les boutons n'ont que rarement la gravité de signification pronostique des taches, en revanche ils sont, comme affections locales, infiniment plus sérieux. Ils peuvent entraîner immédiatement des accidents nombreux : gêne ou empêchement absolu des fonctions, destruction de plusieurs couches ou même de toute l'épaisseur de la peau, troubles de la sensibilité, douleur ou prurit, et devenir ainsi causes de mort, si la fonction empêchée est, comme la respiration par exemple, indispensable à la vie, ou entraîner des accidents cérébraux très graves, folie, hallucinations, et même conduire les malades au suicide par la ténacité des troubles de la sensibilité (*prurigo podicis*, prurigo des parties génitales).

La signification pronostique se tire des caractères communs ou des caractères particuliers.

Parmi les caractères communs :

Le siége peut donner de la gravité à des boutons qui, ailleurs, seraient à peu près innocents. Ainsi, dans le voisinage ou à la surface des voies respiratoires, ils peuvent entraîner une asphyxie mortelle; sur la conjonctive, une pustule qui s'ulcère est infiniment plus grave qu'une pustule semblable sur le tronc ; le volume et le nombre ajoutent toujours à la gravité des boutons en troublant les fonctions ou désorganisant la peau.

Des boutons occupant toute l'enveloppe cutanée peuvent, bien qu'innocents par eux-mêmes, intercepter les fonctions perspiratoires de la peau, et amener ainsi la mort à l'instar des brûlures généralisées.

Parmi les caractères particuliers des boutons, chacun a son genre de gravité.

Les vésicules sont à peu près inoffensives pour la peau, car généralement elles ne détruisent que l'épiderme, qui se renouvelle, et ce n'est qu'exceptionnellement qu'elles attaquent le corps muqueux ; mais elles s'accompagnent fréquemment de douleurs brûlantes, et d'une douleur qui peut leur survivre et prendre le caractère de névralgies opiniâtres, comme on le voit dans le zona.

Les pustules et tous les boutons suppurants désorganisent la peau plus ou moins profondément. Parmi ces boutons, nous signalerons surtout le furoncle, grave par la profondeur et les dimensions qu'il peut acquérir.

Les tubercules aussi peuvent désorganiser la peau, mais moins constamment que les pustules ; les papules n'attaquent pas la peau, mais s'accompagnent plus souvent de prurit, et sont généralement plus tenaces que les autres formes de boutons.

La ténacité tient surtout à la nature de la cause. En première ligne se placent les boutons dartreux, et en dernière, les boutons parasitaires, sur lesquels il suffit, pour ainsi dire, de souffler pour les voir disparaître.

VALEUR THÉRAPEUTIQUE.

La valeur thérapeutique des boutons dépend de leurs caractères communs et particuliers, et de la valeur diagnostique.

Caractères communs.

Siége. — Lorsque les boutons se développent près d'organes importants dont ils peuvent compromettre les fonctions, on doit les combattre tout de suite, et essayer d'enrayer leur marche.

Nombre. — S'ils occupent une région circonscrite, des topiques suffisent pour les modifier ; si, au contraire, ils ont envahi de larges surfaces, il faudra employer les bains généraux.

Couleur. — La couleur jaunâtre d'un bouton prouve qu'il renferme du pus, et dès lors il est indiqué de l'évacuer ; de même la couleur violacée et la forme acuminée d'une tumeur suffisent pour montrer qu'il s'agit d'un furoncle, et qu'il faut par conséquent pratiquer des débridements.

Volume. — Des boutons ont-ils un volume trop considérable, et gênent-ils ainsi des organes importants dans leurs fonctions, on doit les exciser.

Consistance. — La consistance mérite d'être constatée avec soin ; car dès qu'il y a une fluctuation manifeste, le bouton renferme du pus, et il faut y pratiquer une ponction ou une incision suivant les cas.

Durée. — La durée doit être prise aussi en considération lorsqu'on institue la thérapeutique d'une éruption boutonneuse. En effet, plus elle est tenace, plus les modificateurs qu'on emploiera pour la combattre devront être énergiques.

Caractères particuliers.

Les boutons inflammatoires doivent être attaqués par les antiphlogistiques, les boutons hypertrophiques par les fondants; et si l'on a affaire à des éruptions vésiculeuses, il faut éviter les applications liquides, et mettre en usage les substances pulvérulentes, la poudre d'amidon principalement.

Les bulles seront percées et recouvertes, comme les vésicules, de topiques pulvérulents; mais si la dénudation du derme produit de grandes douleurs, on devra recouvrir les endroits malades d'un linge fenêtré, et mieux d'un papier de soie enduit de cérat opiacé ou d'un liniment narcotique.

Dans le traitement des éruptions pustuleuses, il faut bien se pénétrer de ce fait, que la croûte est le meilleur topique, et par conséquent il faut éviter les bains et toutes les applications liquides qui pourraient la détacher.

Les tubercules doivent être attaqués par les caustiques, et les affections papuleuses modifiées par les alcalins et l'huile de cade.

Enfin, on comprend comment la valeur thérapeutique est influencée par la valeur diagnostique. Car, en effet, la connaissance de la nature même d'une éruption boutonneuse conduit à un traitement rationnel. Si, par exemple, on est certain qu'elle s'est développée sous l'influence de la scrofule, il faut mettre en usage le fer, la ciguë, l'huile de foie de morue. Si elle se relie à la dartre, il y a indication d'avoir recours aux préparations arsenicales, et ainsi de suite.

CHAPITRE III.

EXFOLIATIONS.

Par exfoliation cutanée on doit entendre un symptôme organique caractérisé par la présence à la surface tégumentaire de produits de sécrétion, comme les lamelles épidermiques, de liquides concrétés, pus desséché formant des croûtes, de lambeaux de tissus mortifiés et de parasites vivants ou morts.

Les exfoliations ont pour caractère commun d'être des corps étrangers dont l'élimination doit s'opérer, et forment la classe des squames de Willan, et celle des croûtes de Plenck.

§ I. — Cause ou nature.

J'admets quatre groupes d'exfoliations :

PREMIER GROUPE. — *Exfoliation parasitaire.* — Elle est végétale ou animale : à la première appartiennent les croûtes faveuses, les lamelles blanchâtres du trichophyton, etc.; à la seconde, le sillon de l'acarus et les croûtes de gale norwégienne qui m'ont été envoyées par le professeur Boeck, et sont formées d'acares, d'œufs et de débris d'acares.

DEUXIÈME GROUPE. — *Exfoliation excrémentitielle.* — Elle forme deux variétés : l'*exfoliation sébacée*, constituée par une matière jaunâtre, tantôt à l'état liquide, tantôt sous forme de croûtes, qui caractérise l'acné sébacée; et l'*exfoliation épidermique* pure, qui comprend les lamelles, les écailles et les petites particules qu'on a comparées à du son et qu'on rencontre dans le pityriasis.

Troisième groupe. — *Exfoliation inflammatoire.* — Elle est tantôt séro-albumineuse : telles sont les écailles molles, humides, de l'eczéma, du pemphigus, etc.; ou crustacée, et alors formée par du pus desséché, mélangé quelquefois avec du sang, ce qui lui donne une teinte brunâtre comme dans l'ecthyma, l'impétigo; ou pseudo-membraneuse, et alors plus fréquente sur les membranes muqueuses.

Quatrième groupe. — *Exfoliation gangréneuse.* — Celle-ci est tantôt spontanée, comme dans la gangrène sénile, tantôt développée sous l'influence des maladies aiguës, comme dans les fièvres graves, ou de maladies chroniques, comme dans la syphilis et la scrofule.

§ II. — Diagnostic différentiel.

Bien que le plus souvent on puisse, à première vue, reconnaître les exfoliations, leur diagnostic peut dans certains cas présenter des difficultés. Ainsi on peut confondre celles qui sont parasitaires avec les autres : le *pityriasis versicolor*, par exemple, avec les éphélides ou le lentigo ; mais on devra tenir compte des démangeaisons et de la présence de petites écailles sur les surfaces malades, phénomènes qui existent constamment dans le premier cas, et manquent dans le second.

On pourrait également prendre une acné sébacée concrète pour un lupus érythémateux. Le fond cicatriciel est un caractère excellent qui sert à distinguer cette dernière affection de l'acné ; cependant l'existence d'une cicatrice antérieure à la maladie peut jeter une grande obscurité sur le diagnostic. Il importe aussi de distinguer entre elles les diverses variétés d'exfoliations : la croûte peut au premier aspect simuler l'eschare, mais la première est contiguë, surélevée, insensible par elle-même, quoique transmettant la sensation aux parties profondes, et ne présente pas, à son pourtour, de cercle inflammatoire; tandis que la seconde est continue, déprimée, dépourvue de toute vitalité et entourée par une aréole inflammatoire.

Quoi de plus difficile souvent que de distinguer entre elles l'exfoliation épidermique et l'exfoliation séro-albumineuse.

En effet, quand la dartre a vieilli et s'est généralisée à toute la surface du corps, on ne sait si l'on a affaire à un psoriasis, à un pemphigus ou bien à un pityriasis. Le microscope peut être utile en pareil cas, en faisant reconnaître la présence des cellules épidermiques si l'exfoliation n'est pas inflammatoire et des globules granuleux ou pyoïdes si elle l'est.

Il est aussi fréquent de voir l'exfoliation parasitaire prise pour une exfoliation croûteuse ou épidermique : le favus, pour un impétigo ; le trichophyton à la période pityriasique, pour un pityriasis.

Il faut aussi ne pas confondre le sillon de l'acarus avec des égratignures, des souillures de la peau. La loupe et le microscope ne permettront pas, en pareil cas, une longue erreur.

§ III. — Différences des exfoliations, valeur séméiotique.

a. Valeur diagnostique. — 1° *Siége.* — La présence des exfoliations à la paume des mains et à la plante des pieds fait naître de suite l'idée de la syphilis. Il est bon, toutefois, d'ajouter que, dans un grand nombre de cas, les exfoliations palmaires et plantaires ne sont pas de nature syphilitique.

2° *Nombre, étendue, quantité.* — Elles peuvent être isolées, discrètes et confluentes; ce qui a fait établir deux variétés de la variole dont le pronostic est bien différent.

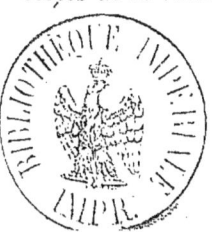

3° *Texture*. — L'exfoliation est pulvérulente dans le pityriasis ; dans la scarlatine en desquamation, elle forme des lambeaux étendus qui enveloppent quelquefois tout un doigt.

4° *Couleur*. — La couleur est souvent un caractère séméiotique de la plus haute valeur. Tout le monde connaît en effet l'importance de la coloration jaune soufrée des croûtes dans le diagnostic du favus. L'aspect chatoyant des squames, dans le psoriaris, et la teinte blanc de neige de la matière qui engaîne les petits poils cassés, dans la teigne tonsurante, ne sont pas moins caractéristiques.

5° *Odeur*. — Si l'on exerçait plus le sens de l'odorat, sans aucun doute il fournirait souvent des indications séméiotiques précieuses. Dans certains cas, il donne des signes très utiles. La gangrène ne se traduit-elle pas par une odeur caractéristique, spéciale ? Quand les autres signes ne sont pas bien tranchés, l'odeur de souris n'indique-t-elle pas assez qu'il s'agit d'un favus ?

6° *Forme*. — La forme alvéolaire appartient au favus et au favus seul, et constitue par conséquent un signe pathognomonique de cette teigne.

La disposition en patelle caractérise les croûtes du rupia et celles de l'ecthyma profond. La présence de squames déchirées au centre, relevées par leur bord interne, sur une région quelconque, la paume des mains par exemple, milite en faveur de la syphilis.

7° *Durée*. — La durée des exfoliations est variable et dépend de la maladie qu'elles traduisent et de la thérapeutique qu'on leur oppose. L'exfoliation épidermique, congénitale, permanente, caractérise une forme d'affection cutanée que l'on connaît sous le nom d'ichthyose.

8° *Nature*. — La gangrène est due tantôt à l'introduction de certaines substances dans l'économie, c'est ainsi qu'on voit des membres se mortifier tout d'un coup sous l'influence de l'ergot de seigle; tantôt à une oblitération des vaisseaux, comme dans la gangrène sénile.

Sous l'influence de conditions générales débilitantes, dans la convalescence de grandes pyrexies, on voit quelquefois des mortifications partielles, parmi lesquelles nous citerons la gangrène de la bouche et de la vulve si fréquentes chez les enfants.

Quand on a reconnu qu'une exfoliation est de nature parasitaire, on a par cela même établi de quelle espèce de teigne elle dépend. Si elle consiste en petites écailles blanchâtres, engaînant des poils cassés, sans nul doute il s'agit d'une affection déterminée par le trichophyton. Si ce sont des croûtes jaune soufré avec dépression alvéolaire, etc., on est sûr que le favus en est la seule cause.

L'exfoliation est-elle séro-albumineuse? elle dépend d'un eczéma ou d'un pemphigus.

Est-elle crustacée? elle est due soit à un rupia, soit à un ecthyma ou à un impétigo.

Est-elle formée par de la matière jaunâtre qui se roule entre les doigts comme de la cire? il s'agit d'une acné sébacée, forme d'acné généralement longue et rebelle.

b. Valeur pronostique. — Elle est loin d'avoir l'importance de celle des taches et des boutons.

Un seul groupe, celui des exfoliations gangréneuses, a de la gravité et comme signification générale et comme affection locale : elles peuvent à leur chute laisser des ulcères dont les accidents seront exposés plus loin. Les autres exfoliations n'ajoutent rien à la gravité des maladies dans lesquelles elles se montrent; elles sont même favorables dans les fièvres éruptives, dont elles annoncent la terminaison.

Comme affections locales, les exfoliations sont toujours

désagréables et elles le sont d'autant plus qu'elles siégent sur des parties découvertes, la face ou le cuir chevelu, qu'elles sont plus généralisées, se renouvellent plus fréquemment, qu'elles sont plus épaisses ; elles peuvent aussi gêner les fonctions perspiratoires de la peau, rendre les mouvements plus difficiles, empêcher la sortie des matières liquides qui se forment sous elles, et qui sont ainsi forcées de creuser la peau. Les croûtes minces qui succèdent à l'ouverture des vésicules peuvent être avantageuses en constituant un topique naturel à l'abri duquel s'accomplit la restauration de la peau.

c. Indications thérapeutiques. — Les indications générales tirées de leur valeur diagnostique sont fort restreintes, attendu qu'à la période où se montrent les exfoliations, ces indications ont ordinairement été fournies par les taches ou les boutons qui ont précédé.

Comme affections locales, les exfoliations, qui sont de véritables corps étrangers, présentent une indication principale, c'est de favoriser leur détachement. Pour y parvenir, on aura recours à des topiques dont la nature et le mode d'application varieront selon la nature et les caractères physiques des exfoliations : des émollients pour les exfoliations inflammatoires, des toniques, des antiseptiques pour les exfoliations gangréneuses.

L'application des topiques sera précédée de la section ou de l'avulsion des poils sur les parties qui en sont garnies.

Les lotions, bonnes pour les exfoliations localisées, seront remplacées par des bains pour celles qui couvrent la plus grande partie du corps, par des cataplasmes lorsque existent des croûtes épaisses.

La règle générale de favoriser le détachement des exfoliations ne souffre d'exception que pour les croûtes minces, consécutives aux vésicules, qui peuvent être abandonnées à elles-mêmes, et pour les exfoliations gangréneuses dont la chute pourrait, en raison de leur siége et de leur profondeur, compromettre gravement des organes importants, ouvrir un vaisseau artériel ou une cavité viscérale.

Ajoutons ici que, dans les fièvres éruptives, les malades doivent être, pendant la période d'exfoliation, soustraits aux impressions de l'air atmosphérique froid qui, frappant sur une peau non encore recouverte de son épiderme, peut déterminer des phlegmasies ou autres maladies plus ou moins sérieuses.

CHAPITRE IV.

ULCÈRES.

On entend par ulcère une solution de continuité de la peau ou d'une membrane muqueuse entretenue par une cause interne ou une cause externe.

De là une première division, applicable du reste à toutes les affections cutanées.

Les ulcères peuvent encore être divisés en :

1° *Excoriations*, qui résultent de la rupture des boutons humides et déterminées souvent par les grattages ;

2° *Fissures*, qui sont des ulcères étroits et superficiels ;

3° *Ulcérations*, solutions de continuité superficielles, généralement arrondies, et dont les muqueuses sont le siége de prédilection ;

4° *Ulcères proprement dits*, caractérisés par une perte de substance plus grande que dans les formes précédentes.

§ I. — Causes des ulcères.

Il est difficile de dire quelle est la cause prochaine des ulcères. Hunter admettait qu'ils étaient dus à une inflammamation particulière à laquelle il donnait le nom d'inflammation ulcéreuse, mais cette opinion ne peut être admise, car on voit des produits morbides, comme le cancer, présenter avant de s'ulcérer un ramollissement qui ne s'accompagne d'aucun caractère inflammatoire.

D'autres auteurs ont considéré l'ulcère comme une forme particulière de la gangrène à laquelle ils ont donné le nom de gangrène parcellaire.

§ II. — Diagnostic.

Le diagnostic des ulcères ne présente de difficultés que lorsqu'ils sont profondément situés : mais alors, au moyen de divers instruments qui corrigent la disposition naturelle des parties, on peut les découvrir avec facilité. C'est ainsi que le spéculum, en écartant les parois vaginales, permet de distinguer ceux qui siégent sur le col utérin, que l'abaisse-langue permet de voir ceux qui sont placés dans la partie la plus reculée du pharynx.

§ III. — Modifications, valeur séméiotique.

L'ulcère est un phénomène consécutif, et lorsqu'on l'observe, le diagnostic de l'élément primitif est déjà établi; aussi a-t-il une valeur séméiotique moindre que celle du bouton.

a. Valeur diagnostique. — 1° *Siége.* — Le siége des ulcères est un caractère très important au point de vue du diagnostic. Ainsi, à la présence d'une exulcération située derrière l'oreille, on reconnaît l'affection eczémateuse si fréquente dans cette région; les ulcères de la région cervicale éveillent de suite l'idée de scrofule, et ceux des parties génitales l'idée de syphilis.

Il ne faut cependant pas attacher trop d'importance au

siége des ulcères, car on s'exposerait à commettre souvent des erreurs de diagnostic. C'est ainsi que journellement on confond les chancres avec les ulcérations herpétiques du gland.

2° *Forme*. — La forme est souvent caractéristique et suffit pour diagnostiquer la diathèse qui entretient les ulcères. Sont-ils larges, sinueux, à bords violacés, décollés? leur nature scrofuleuse ne saurait être douteuse un instant. Sont-ils arrondis, à bords taillés à pic, entourés d'une auréole cuivrée? on est certain qu'ils dépendent de la syphilis.

3° *Nombre, étendue, profondeur*. — C'est par le nombre, l'étendue et la profondeur qu'on distingue les ulcérations herpétiques des ulcérations chancreuses. Ces dernières, en effet, sont caractérisées par des ulcères grisâtres, à bords taillés à pic, et l'herpés par des exulcérations très superficielles, généralement groupées et précédées chacune par une vésicule. C'est sur le gland et le col utérin que l'on confond tous les jours l'herpès avec les ulcérations chancreuses.

4° *Couleur*. — Les ulcères sont grisâtres dans la syphilis; dans le scorbut, ils sont saignants et d'un rouge vineux; dans la scrofule, ils ont une teinte violacée et sont le plus souvent fongueux.

5° *Produits exhalés*. — Les produits exhalés par les surfaces ulcérées constituent souvent des caractères séméiotiques dont l'importance est très grande. Ainsi, les squames grisâtres et gris jaunâtre appartiennent à l'eczéma et au pemphigus, et les croûtes d'un jaune d'ambre à l'impétigo.

Les ulcères syphilitiques sécrètent un liquide épais, jaune verdâtre; les ulcères scrofuleux, un pus séreux, mal lié et tenant en suspension des particules caséeuses.

6° *Nature*. — Les ulcères peuvent être entretenus par une cause toute locale, et leur étude appartient alors à la chirurgie. Aussi ne nous en occuperons-nous pas ici.

Mais le plus souvent ils sont dus à une cause interne, et nous devons les distinguer en excoriations, ulcérations et ulcères. La dartre ne produit jamais que des excoriations, c'est là un caractère important par lequel elle se distingue de la syphilis. Les ulcérations sur les membranes muqueuses peuvent être consécutives aux affections catarrhales de ces membranes, ou bien se développer dans le cours des maladies constitutionnelles, la scrofule et la syphilis ; souvent sur les muqueuses on retrouve aussi de véritables ulcères.

Je n'entrerai pas dans les détails de la description des caractères spéciaux tirés de la forme, de la marche, etc., des ulcères, caractères qui varient suivant la maladie dont ils dépendent ; ce serait sortir du domaine de la séméiotique et empiéter sur le terrain de la pathologie spéciale.

Mais avant de terminer, je ne puis m'empêcher de faire remarquer combien était impropre le nom de dartre rongeante donné par Alibert, M. Gibert et d'autres dermatologistes, à des affections qui ne sont jamais que scrofuleuses et syphilitiques.

b. Valeur pronostique. — Les ulcères constituent toujours une affection plus ou moins grave. Ils peuvent être incurables ; quand ils disparaissent, ce n'est jamais sans laisser une destruction des tissus qu'ils ont envahis ; enfin, ils peuvent amener la mort par les accidents consécutifs à la destruction des tissus ou par l'abondance des produits qu'ils exhalent

Leur gravité est subordonnée à leur valeur diagnostique. Ainsi, un ulcère syphilitique est toujours plus facile à guérir qu'un ulcère scrofuleux, dartreux ou cancéreux.

1° *Siége.* — Siégent-ils près d'organes importants, de conduits excréteurs dont ils peuvent par leur progrès amener la destruction ? On comprend facilement que leur pronostic doit être considéré comme infiniment plus grave que s'ils siégeaient sur le tronc ; ainsi, une ulcération de la cornée peut perforer cette membrane et faire perdre la vue ; une ulcération de l'intestin peut déterminer une péritonite suraiguë rapidement mortelle.

2° *Étendue, nombre.* — S'ils sont étendus, nombreux, leur guérison est plus difficile à obtenir, et, d'ailleurs, la suppuration qui s'établit à leur surface peut, par son abondance, épuiser le malade et amener une terminaison fatale.

3° *Profondeur.* — Lorsque les ulcères sont profonds, leur gravité dépend non-seulement de leur longue durée, de la difficulté de leur guérison et de l'affaiblissement général qu'ils produisent, mais encore de la possibilité de la dénudation des os, des vaisseaux et des nerfs, ou de la destruction d'un organe important.

4° *Forme.* — Les ulcères à forme arrondie, serpigineux, qui appartiennent à une syphilide ulcéreuse, sont généralement d'une cicatrisation longue et difficile.

5° *Produits exhalés.* — Quand une surface ulcérée sécrète un pus jaune verdâtre, bien lié, louable en un mot, pour me servir d'une expression consacrée, on doit espérer une prompte guérison ; mais le pronostic devient fâcheux quand elle exhale un liquide séreux, ichoreux et fétide.

6° *Évolution, transformation.* — L'évolution d'un ulcère et ses transformations doivent être prises en considération lorsqu'on veut établir le pronostic.

Quand les bourgeons charnus sont d'un beau rouge, quand le fond de la plaie se rapproche de jour en jour de la surface et sécrète un pus louable, sans aucun doute, il y a tendance à la guérison.

Lorsqu'au contraire les bourgeons charnus sont mollasses, violacés, lorsque la plaie a un aspect grisâtre et qu'elle exhale un pus sanieux, il est évident que l'ulcère ne subit pas l'évolution qui doit amener sa cicatrisation.

c. Valeur thérapeutique. — Les ulcères peuvent être curables ou incurables. Dans le second cas, on s'en tient à des soins de propreté et à des pansements méthodiques.

Mais, dans le premier, doit-on toujours chercher à obtenir la cicatrisation ?

Sans partager les opinions des anciens qui regardaient les ulcères comme des émonctoires par lesquels s'éliminait la matière morbifique, je pense que lorsqu'ils existent depuis longtemps et sont devenus une véritable fonction, on ne doit pas les supprimer sans prendre quelques précautions : il faut donner des purgatifs à l'intérieur ou établir un exutoire. Il est inutile de dire qu'il n'y aura aucun danger à guérir un ulcère, si l'on peut directement attaquer le principe du mal, et combattre la diathèse qui l'entretient.

Mais si un grand nombre d'ulcères peuvent être guéris sans aucun inconvénient, en prenant les précautions que j'ai indiquées précédemment, il en est qu'on doit respecter. Ainsi si l'on vient à tarir la sécrétion d'une surface ulcérée chez un phthisique, les accidents du côté de la poitrine deviennent beaucoup plus graves; il en est de même des excoriations dartreuses chez les malades affectés de catarrhe bronchique; la disparition du suintement des dartres excoriées est suivie d'une exaspération des symptômes pulmonaires.

Chercher à obtenir la cicatrisation, telle est l'indication générale qui domine toute la thérapeutique des ulcères. Or, pour arriver à ce résultat, il y a deux sortes de moyens : les moyens locaux ou topiques, et les moyens internes.

Moyens locaux et topiques. — Ces moyens sont nombreux et variés, et dépendent des indications particulières que présente l'ulcère. Ainsi, il faudra cautériser avec le nitrate d'argent si la plaie est trop bourgeonnante, et si les bourgeons sont mollasses et ont un mauvais aspect, il faudra inciser les clapiers, enlever les portions de peau décollée et privée de vaisseaux, et par conséquent incapable de se cicatriser. C'est dans le traitement des ulcères scrofuleux, si souvent compliqués de décollements, qu'il faut mettre en pratique ce précepte avec le plus grand soin, sous peine de les voir s'éterniser et résister à toutes les médications tant internes qu'externes.

Moyens internes. — Les moyens internes sont destinés à combattre l'influence diathésique qui entretient les ulcères : ce sont le mercure et l'iodure de potassium pour la syphilis, l'huile de foie morue pour la scrofule, l'arsenic pour la dartre, etc.

Tous les caractères que peuvent présenter les ulcères fournissent des indications thérapeutiques spéciales : sont-ils inflammatoires? on doit leur opposer les antiphlogistiques; sont-ils gangréneux? c'est par les antiseptiques, lotions chlorurées, etc., etc., qu'il faut les attaquer ; sont-ils hémorrhagiques? on doit essayer de les modifier par les applications astringentes.

CHAPITRE V.

DES CICATRICES.

Sous le nom de cicatrices, nous décrirons et les simples maculatures qui succèdent à l'évolution d'une tache ou d'un bouton, et la production cutanée nouvelle qui est consécutive à une solution de continuité des téguments.

§ I. Anatomie des cicatrices. Divisions.

Les cicatrices se composent d'un épiderme et d'un derme; on y trouve des vaisseaux et des nerfs, c'est ce qui explique les douleurs dont elles sont quelquefois le siége. Elles ne possèdent ni pigment, ni glandes, ni follicules pileux, et leur surface est constamment sèche. Le derme qui constitue leur face profonde ne présente pas, comme celui du tissu cutané normal, ces aréoles remplies de tissu cellulo-adipeux qui, par son inflammation, donne naissance au furoncle et à l'anthrax. Aussi, ces affections ne s'observent jamais sur les cicatrices.

D'après la définition que nous avons donnée des cicatrices, nous en admettons deux variétés : les maculatures qui ne sont que temporaires, et les cicatrices véritables qui sont permanentes.

§ II. — Diagnostic des cicatrices.

Les cicatrices sont généralement faciles à reconnaître, et avec un peu d'attention on ne les confondra ni avec le vitiligo ni avec la kéloïde. Cependant il est certaines petites cicatrices, comme celles du lupus acnéique, qui échappent à l'observation, si on n'emploie la loupe. Il importe aussi de ne pas prendre pour des cicatrices pathologiques celles qui sont artificielles et consécutives, par exemple, à des piqûres de sangsues, à des brûlures, à l'application de l'huile de croton tiglium, à des mouchetures de ventouses scarifiées.

§ III. — Modifications. Valeur séméiotique.

La valeur séméiotique des cicatrices, comme celle des autres symptômes cutanés que nous avons étudiés, dépend des modifications que présentent leurs caractères communs et particuliers. Mais, envisagée d'une manière générale, cette valeur séméiotique est grande, car les cicatrices indiquent l'affection et la nature de l'affection qui a préexisté, et dont elles ne sont que la dernière phase.

a. Valeur diagnostique. — 1° *Siége.* — Lorsqu'elles siégent sur le cou, les cicatrices éveillent l'idée de scrofule, et l'idée de syphilis lorsqu'elles occupent le gland.

2° *Forme.* — Ovalaires et plissées dans l'acné, elles sont ovalaires et gaufrées dans la variole et dans la vaccine. Elles sont arrondies et réunies quelquefois de manière à former des fers à cheval, des *T*, dans la syphilis, et hémisphériques et comme rentrées dans le lupus acnéique.

3° *Nombre, étendue et disposition.* — Leur nombre, leur étendue et leur disposition sont très variables. C'est ainsi que lorsqu'elles succèdent à la syphilide tuberculo-serpigineuse, elles labourent des régions étendues.

4° *Couleur.* — La couleur est un caractère qui indique généralement bien l'âge d'une cicatrice. Lorsque cette dernière, par exemple, est consécutive à une syphilide, elle est d'abord constituée par une portion centrale grise qui devient bientôt blanche, entourée d'une zone circonférentielle brunâtre. Puis peu à peu la coloration blanche centrale empiète sur le pourtour brunâtre, et enfin il arrive un moment où la cicatrice est entièrement blanche.

5° *Proéminence.* — C'est là un caractère de la plus haute valeur, puisqu'il suffit pour distinguer les cicatrices de la syphilis de celles de la scrofule : les premières, en effet, sont déprimées, et les secondes proéminentes.

6° *Profondeur.* — La profondeur de la cicatrice est importante à noter. Ainsi, lorsqu'elle est fortement déprimée et adhérente aux os, il est à peu près certain que ces derniers ont été malades.

b. Valeur pronostique. — C'est par elles-mêmes et par leur valeur diagnostique que les cicatrices ont de l'influence sur le pronostic. Ainsi des cicatrices étant reconnues de nature scrofuleuse ou syphilitique, on doit toujours avoir des craintes pour l'avenir et prévoir de nouvelles manifestations de ces maladies.

c. Valeur thérapeutique.—Pendant que la nature travaille à la réparation d'une perte de substance des téguments, il faut surveiller l'établissement de la cicatrice, afin qu'elle ne se forme pas d'une manière vicieuse. Lorsqu'elle est vicieusement établie, il faut mettre en usage des moyens chirurgicaux dont je n'ai pas à m'occuper ici.

Si elle est encore récente, on doit insister sur le traitement de l'affection à laquelle elle a succédé.

TROISIÈME PARTIE.

DE LA SYPHILIS TÉGUMENTAIRE.

CONSIDÉRATIONS GÉNÉRALES.

Les considérations préliminaires dans lesquelles nous sommes entrés sont indispensables à l'étude des syphilides. C'est en effet la nosographie qui nous montre la place qu'elles doivent occuper dans l'évolution de la maladie syphilitique ; c'est la séméiotique cutanée qui nous donne leur valeur absolue et relative comme symptômes.

Il existe des lésions tégumentaires dans les quatre périodes de la syphilis ; mais ce n'est que dans la deuxième qu'on observe des syphilides, c'est-à-dire des affections débutant spontanément par la peau.

Le chancre dans la première période, les tumeurs gommeuses dans la troisième, la teinte bistre de la peau dans la quatrième sont bien des altérations cutanées, mais elles sont déterminées par une action extérieure dans le premier cas, et dans le second elles sont consécutives à des lésions plus profondes.

Les affections de la deuxième période peuvent être divisées en deux classes : elles sont ou spéciales, c'est-à-dire appartenant exclusivement à la syphilis, ce sont le chancre induré, les plaques muqueuses et les végétations ; ou communes, c'est-à-dire empruntant les différentes formes des manifestations diathésiques ; ces dernières constituent la classe des syphilides.

PREMIÈRE SECTION

AFFECTIONS SPÉCIALES.

CHAPITRE PREMIER.

CHANCRE INDURÉ.

Tandis que le chancre mou ne s'observe jamais ou presque jamais sur la région céphalique, le chancre induré peut se rencontrer sur toutes les régions. C'est là un fait d'observation dont la singularité a piqué la curiosité des syphiliographes, et qui a servi de thème à leurs argumentations pour et contre la doctrine de la dualité des virus. On a cherché à expliquer de différentes manières cette exclusion du chancre mou de la région céphalique; c'est ainsi qu'on a prétendu que la muqueuse bucco-pharyngienne était réfractaire au pus du chancre mou, comme à celui de la blennorrhagie. Mais je crois qu'en tenant plus de compte du mode de transmission du chancre, on peut arriver à une explication plus simple et plus naturelle.

En effet, pour que les conditions de la contagion du chancre céphalique se réalisent, il faut un consentement réciproque; ce consentement sera d'autant plus facile qu'il n'y aura ni répugnance, ni dégoût. Or, le chancre mou acquérant en général des dimensions plus grandes que le chancre induré et suppurant plus abondamment, n'échappera pas comme lui à un examen même superficiel.

CHAPITRE II.

PLAQUES MUQUEUSES.

Aux noms de *pustule plate, pustule muqueuse, papule humide, grande papule humide, tubercule plat* par lesquels on a désigné cette affection, je préfère celui de *plaque muqueuse*, qui a l'avantage de ne pas préciser la nature de l'élément anatomique qui la constitue.

La plaque muqueuse est un symptôme syphilitique caractérisé par une élevure de la peau ou des membranes muqueuses, dont les bords sont nettement circonscrits.

Nous l'étudierons successivement sous le rapport de la nosographie, du diagnostic et de l'étiologie.

§ I. — Nosographie.

1° *Siége.*—Les plaques muqueuses peuvent envahir toutes les régions du corps : cette généralisation est rare, et je ne l'ai observée que trois fois à l'hôpital de Lourcine, et une fois à l'hôpital Saint-Louis sur un enfant ; c'est du reste presque toujours sur des enfants qu'on la rencontre.

Le plus souvent, chez les adultes, les plaques muqueuses sont localisées à la région génito-anale : le pourtour de l'anus, les grandes et les petites lèvres en sont le siége de prédilection ; on en trouve aussi à la partie interne et supérieure des cuisses, sur le prépuce, le gland, le fourreau de la verge et le scrotum chez l'homme, et sur les mamelles chez la femme.

Après la région génito-anale, c'est à l'ouverture des narines, sur le sillon naso-labial, aux commissures des lèvres et sur les amygdales qu'elles se montrent le plus fréquemment ; rarement elles franchissent l'isthme du gosier pour apparaître sur la paroi postérieure du pharynx. On en trouve aussi derrière la conque, à la région mastoïdienne, sous les aisselles, à l'ombilic et entre les doigts et les orteils.

Une éruption de plaques muqueuses peut se développer sur le tronc, le front et les membres, mais alors ces plaques cutanées ne présentant plus les mêmes caractères que celles des membranes muqueuses, sont facilement méconnues et prises pour de la syphilide pustuleuse ou papuleuse, et même pour de la syphilide vésiculeuse. M. Legendre a insisté, dans son excellente thèse des syphilides, sur les signes distinctifs de cette variété des plaques muqueuses, dont nous parlerons plus bas avec plus de détails.

2° *Forme*. — Les plaques muqueuses ont la forme d'un segment d'ellipsoïde ou d'ovoïde dont les bords sont nettement circonscrits et détachés, ou se confondent insensiblement avec les téguments voisins. Leur surface est lisse ou granuleuse, unie ou érodée.

3° *Couleur*. — Elles ont une coloration rosée, quelquefois rouge et même violacée; mais jamais elles ne présentent cette teinte cuivrée que leur assignent MM. Cazenave et Gibert, sans doute pour leur trouver un caractère qui permette de les rapprocher des syphilides.

D'ailleurs les autres syphiliograhes, MM. Lagneau, Déville et Davasse, ne font point mention de cette prétendue teinte spécifique.

4° *État de la sensibilité, consistance*. — A moins qu'il ne survienne des complications inflammatoires, les plaques muqueuses sont à peu près insensibles; leur consistance est molle, et se distingue par là de celle des tubercules parmi lesquels les willanistes n'ont pu les ranger qu'en forçant les analogies.

5° *État de la surface*. — Elles peuvent être sèches ou

humides. Dans ce dernier cas, qui est le plus fréquent, elles exhalent un mucus qui acquiert souvent une fétidité extrême. Elles sont discrètes ou confluentes, et, à leur surface, l'irritation spécifique déterminée par le liquide qu'elles produisent, peut provoquer le développement de végétations.

6° *Évolution.* — Les plaques muqueuses peuvent naître spontanément, ou résulter de la transformation *in situ* des ulcères chancreux.

Dans le premier cas, on voit d'abord paraître un petit point rouge, granuleux, qui peu à peu s'étale circulairement ; sa surface est tapissée par une lamelle épithéliale au-dessous de laquelle il se dépose un peu de sérosité. Bientôt cette lamelle se déchire et met à nu une surface d'un rouge vif qui se recouvre d'une matière plastique blanchâtre.

Baignées sans cesse par un liquide extrêmement fétide, exposées à des frottements continuels, les plaques muqueuses des parties génitales ne sont jamais recouvertes de croûtes. Mais sur le tronc, les membres et le front, M. Legendre a bien fait voir qu'elles étaient constituées par des plaques arrondies recouvertes d'une croûte jaune, transparente, quelquefois déprimée en godet et enchâssée par un bord légèrement soulevé et de couleur rosée.

Dans le second cas, la transformation du chancre en plaque muqueuse se fait du centre à la circonférence, ou de la circonférence au centre. Exposés d'abord par M. Ricord dans les notes du livre de Hunter, ces phénomènes ont été ensuite étudiés dans leurs plus grands détails par MM. Davasse et Deville.

Lorsque cette transformation s'opère, on voit le pourtour du chancre se soulever et former un anneau violacé autour de la partie centrale qui est comme grisâtre et comme excavée.

Dans cet état, la contagion de la plaque muqueuse est possible, et a été attribuée à l'ulcère chancreux. Mais si cela était vrai, tout accident se transmettant dans son espèce, ce ne serait pas une plaque muqueuse, mais un chancre qui devrait se développer.

Les plaques muqueuses disparaissent très bien sous la seule influence des soins de propreté, mais aussi lorsqu'on n'emploie aucun traitement interne, elles ne tardent pas à reparaître.

7° *Durée.* — Leur durée varie depuis quelques mois jusqu'à plusieurs années. Elles disparaissent en laissant après elles des maculatures, et quelquefois des cicatrices plissées.

8° *Structure.* — La structure des plaques muqueuses a été peu étudiée. Tout ce que l'on sait, c'est qu'elles ne renferment pas de tissu fibro-plastique, ce dont on peut facilement s'assurer par le toucher. C'est là un caractère négatif qui suffit pour les exclure de la classe des syphilides tuberculeuses.

Cependant, on est frappé de l'analogie que présente le liquide qu'elles exhalent avec le produit de la sécrétion des glandes sébacées, et de leur ressemblance avec ces plaques d'acné végétantes, si fréquentes dans la région dorsale. Aussi, je suis porté à les considérer comme une affection voisine de l'acné, et, par conséquent, à en placer le siége dans les glandes sébacées.

9° *Variétés.* — Nous admettons cinq variétés de plaques muqueuses :

  1° Les plaques discrètes ou confluentes ;
  2° Les plaques ulcérées ;
  3° Les plaques diphthéritiques ;
  4° Les plaques végétantes ;
  5° Les condylomes et les rhagades.

1° *Plaques discrètes ou confluentes.* — Le nom même de ces deux variétés indique suffisamment les caractères qui les distinguent, sans qu'il soit nécessaire d'en parler avec plus de détails. Nous ferons remarquer que cette confluence s'observe principalement sur les grandes lèvres.

2° *Plaques ulcérées.* — Les plaques muqueuses se compliquent souvent d'ulcération. Tantôt elles ne sont qu'érodées, par suite de la destruction de la lamelle épithéliale qui les recouvre; tantôt elles sont ulcérées profondément et présentent une excavation grisâtre qui a pu en imposer pour un chancre.

3° *Plaques diphthéritiques.* — Elles sont caractérisées par la présence à leur surface d'une matière plastique blanchâtre, sorte de pseudo-membrane que je suis disposé à considérer, bien que je n'aie pas vérifié le fait au microscope, comme constituée par une production végétale parasitaire.

4° *Plaques végétantes.* — Les plaques muqueuses qui appartiennent à cette variété, bourgeonnent et se recouvrent bientôt de végétations qui leur donnent un aspect mamelonné.

5° *Condylomes et rhagades.* — Les condylomes sont des saillies convexes implantées sur la région anale par un pédicule, et les rhagades de petits ulcères allongés occupant la même région, et qui ne diffèrent des fissures simples que par leurs bords arrondis et soulevés.

§ II. — Étiologie.

Les plaques muqueuses sont plus fréquentes chez les sujets blonds et d'un tempérament lymphatique. Les femmes et les enfants en sont plus souvent atteints que les hommes.

On a accordé beaucoup d'importance à la malpropreté comme cause des plaques muqueuses. C'est là certainement une condition favorable à leur développement, mais dont il ne faut pas pourtant s'exagérer l'importance.

La plaque muqueuse est un symptôme secondaire dont la place est, par conséquent, bien marquée dans l'évolution de la syphilis.

Aussi, la considérer avec M. Cazenave comme un symptôme tantôt primitif, tantôt secondaire, tantôt tertiaire, c'est ne tenir aucun compte de l'observation clinique qui nous montre tous les jours la syphilis soumise à une évolution régulière.

Comme nous avons consacré un chapitre à la contagion des plaques muqueuses dans nos généralités sur la syphilis, nous n'en parlerons pas ici.

§ III. — Séméiotique.

1° *Diagnostic*. — Quand la plaque muqueuse n'est pas ulcérée, sa couleur rosée, sa consistance molle, la pellicule mince qui la recouvre, ne permettent pas de la confondre avec l'ulcère grisâtre à bords taillés à pic, reposant sur une base indurée, qui constitue le chancre.

Mais vient-elle à s'ulcérer, ses caractères se rapprochent beaucoup de ceux du chancre, et la distinction peut devenir difficile à établir.

L'ulcère repose-t-il sur une base indurée? le pus qu'il fournit est-il inoculable? il n'y a pas de doute à avoir; c'est d'un chancre qu'il s'agit.

On conçoit qu'à l'époque où le pus du chancre n'est plus inoculable, où l'induration de la base a disparu complétement, il devienne impossible de le distinguer de la plaque muqueuse.

Lorsqu'un chancre approche de la cicatrisation, on voit quelquefois les bourgeons charnus qui s'élèvent de sa surface ulcérée devenir exubérants, et lui donner un aspect papuleux qui simule la plaque muqueuse.

C'est en examinant attentivement les parties malades, en

recherchant s'il existe encore de l'induration, en s'enquérant avec soin de la marche des accidents qu'on évitera l'erreur.

Il ne faut pas confondre le chancre en voie de transformation avec la plaque muqueuse ulcérée. L'inoculabilité du pus, l'induration, la présence d'un anneau violacé, soulevé, entourant une ulcération grisâtre qui présente encore l'aspect chancreux, sont les signes distinctifs du chancre en voie de transformation.

Une éruption de plaques muqueuses cutanées peut être prise pour une syphilide papuleuse et réciproquement. Mais la papule est plus consistante que la plaque qui est molle au toucher et paraît n'intéresser que les parties superficielles du derme : elle présente une teinte cuivrée et est entourée d'un liséré épidermique, signalé par Biett, tandis que la plaque muqueuse a une coloration rose. Celle-ci est recouverte d'une croûte jaune transparente, quelquefois déprimée en godet, et entourée par un bourrelet circonférentiel dans lequel elle paraît enchâssée. Le bourrelet dont la couleur quelquefois blanchâtre peut en imposer pour une syphilide vésiculeuse, et la dépression centrale, constituent les deux signes diagnostiques les plus importants de la plaque muqueuse cutanée.

Ces deux caractères sont très évidents dans l'observation de plaques muqueuses cutanées que nous citons plus bas.

Le tubercule syphilitique par sa teinte cuivrée, sa sécheresse, sa dureté, diffère de la plaque muqueuse qui est molle et humide.

La rhagade ne peut être prise pour une fissure simple, si l'on tient compte de l'état de ses bords qui sont saillants et violacés.

Les condylomes diffèrent des hémorrhoïdes par l'absence de flux hémorrhoïdal et par leur forme pédiculée.

L'eczéma de l'anus et du périnée peut au premier abord

en imposer pour une éruption de plaques muqueuses. Mais un examen attentif fait voir au lieu des disques rouges légèrement saillants qui caractérisent ces dernières, une surface suintante, d'un rouge uniforme, ne présentant aucune saillie et recouverte de squames grisâtres et de croûtes gris jaunâtre.

Les plaques muqueuses ulcérées sur le gland doivent être distinguées de l'*herpes præputialis* ulcéré, et de la balanoposthite. La présence d'un bord soulevé autour de l'ulcération est le caractère pathognomonique de la plaque muqueuse, et il faudra toujours le rechercher avec soin; dans l'*herpes præputialis* les ulcères sont disposés en groupes et précédés de vésicules. Quand les plaques muqueuses ulcérées siégent dans la bouche et à l'isthme du gosier, on peut croire au premier abord à l'existence d'une stomatite mercurielle ou d'une angine diphthéritique.

Si l'on tient compte de la marche des accidents, des phénomènes concomitants et des caractères que présentent les parties malades, l'erreur, possible à un examen superficiel, est facile à éviter.

2° *Pronostic.* — La plaque muqueuse n'est pas grave par elle-même, mais elle indique que le malade est sous l'influence de la diathèse syphilitique.

Plaques muqueuses de la peau ; plaques muqueuses de la vulve et de l'anus.

Trent (Henriette-Adeline), âgée de trente-six ans, journalière ; entrée le 19 novembre 1858.

Cette malade est d'une bonne santé habituelle, ne présente aucun accident diathésique, et n'a jamais eu de maladie grave.

Il y a six semaines, elle a ressenti d'assez fortes démangeaisons aux parties génitales, et s'est alors aperçue, dit-elle, de la présence de boutons aplatis et rouges sur les grandes lèvres.

A cette époque, elle a été prise d'étourdissements qui survenaient de temps en temps et d'une manière très irrégulière ; de plus, elle éprouvait dans tout le côté droit de la tête un sentiment de lourdeur continuel. Elle souffrait aussi à ce moment d'une douleur rhumatoïde qui se faisait sentir tout le long de la cuisse gauche, qui n'a pas duré plus d'une dizaine de jours, tandis que la céphalée n'a disparu que huit jours avant l'entrée de la malade à l'hôpital.

Pendant que, sur les grandes lèvres, se développait l'éruption de boutons rouges et aplatis dont nous venons de parler, une plaque rouge, légèrement saillante et bientôt croûteuse, s'est montrée sur la nuque ainsi que sur la tempe du côté gauche.

En même temps apparaissait sur le dos de la main droite un petit bouton granuleux rougeâtre qui, peu à peu, s'est élargi et comme étalé circulairement de manière à atteindre l'étendue d'une pièce de 20 centimes.

Quinze jours après, un autre bouton se montrait sur la partie antérieure et inférieure de l'avant-bras droit, et enfin, il y a une huitaine de jours, l'éruption est devenue plus confluente et de manière à présenter les caractères que nous allons tracer.

État actuel. — Sur la face dorsale de la main droite on trouve d'abord une saillie papuleuse de forme circulaire ayant l'étendue d'une pièce de 20 centimes, dont le centre légèrement déprimé a une coloration très pâle et est entouré par un bourrelet blanchâtre soulevé et qui pourrait en imposer pour un bourrelet vésiculeux, si, en le piquant avec une épingle, on ne s'assurait qu'il est solide. Ce bourrelet est lui-même entouré par une auréole d'un rose tendre. Au niveau de la racine du pouce, on voit quelques boutons qui sont beaucoup moins larges que le précédent, se réunissant deux à deux dans certains points, et présentant les mêmes caractères que lui.

La plaque circulaire qui occupe la partie antérieure et inférieure de l'avant-bras gauche est d'un rouge pâle uniforme, déprimée aussi au centre, soulevée par ses bords et recouverte de petites écailles épidermiques blanchâtres; elle a atteint à peu près l'étendue d'une pièce d'un franc.

Sur la nuque et sur la tempe gauche on trouve une saillie papuleuse, la première circulaire et la seconde ovale, toutes les deux aussi de l'étendue d'une pièce d'un franc à peu près et recouvertes d'une croûte jaunâtre entourée elle-même d'un bord rougeâtre légèrement soulevé.

Sur les parties génitales, il y a une éruption confluente de plaques muqueuses ulcérées qui se présentent sous la forme arrondie dont le centre est grisâtre, recouvert d'une matière purulente concrète et le pourtour bordé d'une petite collerette blanchâtre formée par une matière plastique.

La malade est soumise actuellement dans nos salles à un traitement par les pilules de proto-iodure.

CHAPITRE III.

VÉGÉTATIONS.

Les végétations sont des excroissances ramifiées, sessiles ou pédiculées, qui se développent, ainsi que nous l'avons dit, sous l'influence de l'irritation déterminée par un liquide spécifique, et sont complétement indépendantes de la diathèse syphilitique.

§ I. — Nosographie.

C'est d'après leur forme qu'on a établi les différentes variétés de végétations qu'il suffit de nommer pour se les représenter : verrues, crêtes de coq, framboises, mûres, choux-fleurs.

Siége. — Elles siégent le plus ordinairement à l'anus, à la vulve, et sur le gland et le prépuce entre lesquels elles forment quelquefois une masse considérable qui détermine le phimosis ; on en trouve parfois dans l'urèthre et sur le col de l'utérus.

Rarement il s'en développe sur la muqueuse bucco-pharyngienne : ce qui s'explique par la rareté même du chancre et de la blennorrhagie de cette muqueuse, c'est-à-dire par le peu de fréquence d'une cause provocatrice de ces produits accidentels.

On trouve quelquefois des végétations sur d'autres membranes muqueuses ; c'est ainsi que Vidal a cité un cas où il s'en était formé sur la conjonctive, et M. Lagneau un autre où il y en avait sur la langue.

Il faut faire attention à ne pas confondre avec de véritables végétations des replis muqueux ou des follicules enflammés ; mais dans le premier cas il n'y a aucune douleur, tandis qu'il y en a dans le second.

Volume, nombre. — Rien n'est plus variable que le volume et le nombre des végétations. Depuis la végétation unique, jusqu'à ces masses énormes qu'on rencontre si souvent à l'anus et à l'entrée du vagin chez la femme, on observe tous les degrés intermédiaires.

Elles peuvent s'implanter sur des cicatrices de chancres, ou sur des plaques muqueuses.

§ II. — Étiologie.

Étiologie. — Les auteurs ont admis des végétations spontanées, mais je n'en ai jamais observé; toujours elles sont provoquées par l'irritation déterminée par un liquide spécifique. On a attribué à toutes les causes qui, comme la grossesse, les tumeurs, donnent lieu à une stase sanguine, une certaine influence sur le développement des végétations; sans nier positivement cette influence, je ne puis la considérer que comme une prédisposition.

§ III. — Séméiotique.

Diagnostic. — Les caractères du chancre induré sont trop différents de ceux de la végétation pour que la confusion soit possible. Cependant, on conçoit que si cette dernière siège à la face interne du prépuce, sur un sujet atteint d'un phimosis congénital, il soit difficile de savoir si l'induration qu'on perçoit par le toucher est due à un chancre induré ou à une végétation. C'est en introduisant un stylet dans l'orifice préputial et mieux en pratiquant l'opération du phimosis, pour mettre à nu les parties malades, qu'on complétera le diagnostic.

Les plaques muqueuses qui sont des disques semi-ovoïdes, à bords nettement circonscrits, se distinguent facilement des végétations dont l'aspect est celui d'excroissances ramifiées; la confusion n'est possible que lorsque la surface de la plaque devient végétante, ou lorsque celle-ci prend la forme de condylome.

La marche de l'affection, les antécédents, l'existence du flux hémorrhoïdal, la forme des hémorrhoïdes, disposées en anneau autour de l'anus et ne présentant jamais une disposition ramifiée, permettront de ne pas les confondre avec les végétations.

DEUXIÈME SECTION.

AFFECTIONS COMMUNES OU SYPHILIDES.

CONSIDÉRATIONS GÉNÉRALES.

On doit entendre par syphilides des affections de la peau produites par la maladie syphilitique, et qui empruntent, dans leur manifestation, la forme des éruptions communes.

Ces affections étaient connues autrefois. Seulement, les auteurs ignorant leur nature les décrivaient sous les noms les plus divers : c'est ainsi que les mentagres, les lèpres des anciens n'étaient le plus souvent que des manifestations cutanées de la syphilis.

Ce n'est que lorsqu'est survenue la grande épidémie du xve siècle que les rapports de ces éruptions avec la maladie vénérienne ont éveillé l'attention des observateurs, et qu'elles ont été décrites comme des lésions appartenant à cette maladie.

CONSIDÉRATIONS GÉNÉRALES SUR LES SYPHILIDES. 125

Avant Alibert, qui a créé le mot syphilides, ces affections, qui paraissent avoir présenté une très grande gravité au xv⁰ siècle, étaient désignées sous le nom général de pustules, et c'est à cause de la ressemblance de quelques-unes de ces éruptions pustuleuses de la syphilis avec la variole, que les premiers syphiliographes avaient donné à cette maladie le nom de grosse vérole.

Bien qu'il ait créé le mot syphilides pour réunir en un seul faisceau toutes les manifestations cutanées de la syphilis, Alibert a pourtant conservé les divisions anciennes fondées sur des analogies plus ou moins grossières que présentent les syphilides avec d'autres éruptions, ou même avec certaines productions végétales.

Ainsi, après avoir reconnu trois ordres de syphilides : la syphilide pustulante, ulcérante, végétante, il divise les pustules en pustules vésiculeuses, croûteuses, squameuses, ortiées, merisées.

Biett adopta le nom de syphilides, mais ne désigna ainsi que les pustules des anciens syphiliographes, qu'il classa d'après la méthode de Willan.

Les élèves de Biett, lorsqu'il s'est agi de tracer l'histoire des syphilides, se sont partagés en deux camps. Les uns, comme M. Gibert, pour rester fidèles à la classification anglaise, ont rompu le faisceau que forment ces affections, et ont décrit chacune d'elles à propos de la forme commune qui lui correspond ; ainsi, dans le livre de M. Gibert, l'histoire de la syphilide papuleuse se trouve dans le chapitre consacré aux papules ; celle de la syphilide tuberculeuse dans celui des tubercules, etc. Les autres, comme M. Cazenave, n'ont pas dissocié ce groupe si naturel que forment les syphilides tout en respectant les doctrines du maître : ils les ont décrites à part et classées d'après les principes de Willan.

Parmi les syphiliographes non dermatologistes, les uns ont adopté les classifications anciennes et écrit d'après les données de leur pratique ; ils ont eu le tort de trop multiplier les espèces, et de faire rentrer dans la classe des syphilides des éruptions qui n'ont rien de commun avec la syphilis. C'est ainsi que M. Lagneau décrit comme des éruptions syphilitiques le *prurigo podicis*, affection essentiellement dartreuse, et la mentagre avec prurit, qui n'est autre chose que notre mentagre parasitaire.

Les autres, comme Vidal, ont tout simplement donné un résumé du *Traité des syphilides* de M. Cazenave.

Quelle méthode a-t-on suivi jusqu'à ce jour pour classer les syphilides ? Quelle méthode doit-on suivre ? C'est ce que nous allons examiner maintenant.

Les auteurs du xv⁰ et du xvı⁰ siècles qui ont écrit sur la syphilis, se sont contentés de diviser les affections vénériennes de la peau en grosses et petites pustules.

Il faut arriver à Fernel et à Haffenræffer pour trouver des accidents de la vérole une classification un peu méthodique. Ce dernier en admettait quatre espèces :

1° *La pelade et l'onglade ;*

2° *Les taches et les boutons secs ;*

3° *Les boutons humides, les croûtes et les ulcères ;*

4° *Les affections plus profondes* intéressant les os, les muscles, le système fibreux et les nerfs.

C'est en vain qu'on chercherait plus de méthode dans les ouvrages des syphiliographes des siècles suivants jusqu'à Biett.

Ainsi, Swediaur décrit une dartre et une teigne syphilitique, et, dit-il, cette dernière ne peut guérir que par l'arrachement des cheveux ; ce qui nous démontre assez quelle était la nature de cette prétendue teigne syphilitique.

Cullerier l'ancien et M. Lagneau ont conservé le mot *pus-*

tules et ont adopté chacun une classification qui mérite d'être examinée.

Cullerier admet onze espèces de pustules :

1° Les *pustules ortiées*, dans lesquelles il range notre roséole syphilitique, et l'urticaire qui jamais n'appartient à la syphilis.

2° Les *pustules miliaires*, qui correspondent à cette forme de syphilide à laquelle nous donnons le nom de syphilide miliaire acnéique.

3° La *gale syphilitique*. Ce que Cullerier désigne ainsi n'est autre chose qu'une syphilide compliquée d'une éruption galeuse. C'est là, du reste, une complication des affections syphilitiques de la peau qui est loin d'être rare, et donne lieu souvent à des erreurs de diagnostic.

Dernièrement encore, appelé auprès d'un malade affecté d'une éruption pustuleuse rebelle aux préparations mercurielles, je reconnus aux sillons, à la présence de pustules sur la verge, les fesses, le ventre, et aux démangeaisons, que ce malade était atteint de gale compliquant une syphilide pustuleuse. Débarrassé de l'affection parasitaire par quelques frictions avec la pommade d'Helmerich, il vit sa syphilide pustuleuse rapidement amendée sous l'influence du proto-iodure.

4° *Pustules lenticulaires*. — Cette espèce correspond exactement à ce que nous appelons syphilide papuleuse et pustuleuse lenticulaire.

5° *Pustules merisées*. — Cullerier désigne ainsi une éruption caractérisée par des éléments primitifs qui atteignent le volume d'une merise. C'est la syphilide pustuleuse merisée d'Alibert, la syphilide tuberculeuse disséminée de Biett et de ses élèves, et notre syphilide papulo-tuberculeuse exanthématique.

6° *Pustules muqueuses*. — Les pustules muqueuses ne sont autre chose que les plaques muqueuses auxquelles nous avons consacré un des chapitres précédents, et que nous avons exclues de la classe des syphilides.

7° *Pustules séreuses.* — Ces pustules correspondent à l'ecthyma profond et au *rupia*.

8° *Pustules squameuses.* — Par pustules squameuses, Cullerier entend des plaques recouvertes de squames, qui peuvent s'observer dans toutes les régions, mais se rencontrent principalement à la paume des mains et à la plante des pieds. Ces pustules squameuses, qui constituent le psoriasis syphilitique des willanistes, ne sont autre chose que des taches de roséole ou des tubercules qui se recouvrent d'une abondante exfoliation.

9° *Pustules croûteuses.* — Ces pustules répondent aux syphilides pustulo-crustacée et tuberculo-crustacée.

10° *Pustules ulcéreuses.* — La croûte et l'ulcère sont des états différents d'une même affection. Aussi Cullerier a-t-il tort de faire des pustules ulcéreuses une espèce à part, séparée des pustules croûteuses.

11° *Pustules vivaces ou végétations.* — Nous avons décrit précédemment les végétations et nous avons montré qu'elles étaient dues à l'irritation déterminée par un liquide spécifique. On ne peut donc pas faire figurer, parmi les syphilides, des produits qui ne se développent pas sous l'influence diathésique.

On voit de suite quels sont les vices d'une pareille classification.

Elle procède, il est vrai, du simple au composé, mais elle ne tient aucun compte de l'ordre d'évolution des accidents syphilitiques. De plus, elle renferme des éruptions qui ne dépendent pas de la syphilis et établit, comme espèces distinctes, des phases différentes d'une même affection.

Examinons maintenant la division proposée par M. Lagneau. Il admet douze espèces de pustules :

1° Les *pustules miliaires ;*
2° Les *pustules ortiées ;*
3° Les *pustules galeuses ;*
4° Les *pustules séreuses ;*
5° Les *pustules lenticulaires ;*
6° Les *pustules merisées ;*
7° Les *pustules plates ;*
8° Les *pustules squameuses ;*
9° Les *pustules croûteuses ;*
10° Les *pustules ulcérées ;*
11° Les *pustules serpigineuses ;*
12° Les *pustules dartreuses* ou *dartres vénériennes.*

Les observations que nous avons présentées, à propos de chacune des espèces de la division de Cullerier, sont parfaitement applicables aux espèces correspondantes de celle de M. Lagneau.

Ce syphiliographe fait remarquer que les pustules squameuses peuvent être répandues sur toute l'étendue de la surface du corps, ou limitées à la paume des mains et à la plante des pieds, et que, dans le premier cas, elles ne disparaissent pas sous l'influence d'un traitement mercuriel, ce qui se conçoit facilement, parce que c'est à un véritable psoriasis dartreux, et non à une syphilide, qu'on a affaire en pareil cas.

Comme Swediaur, il décrit la teigne syphilitique qu'il range parmi les pustules croûteuses, et contre laquelle il préconise le traitement par l'avulsion des cheveux.

Quant à ce qu'il appelle les dartres vénériennes auxquelles il n'assigne aucun caractère spécifique, il en décrit six variétés :

1° Le *lichen lividus*, qui s'observe sur le front, le menton, le nez et les oreilles, et qui, dans la plupart des cas, est une affection de nature arthritique ;

2° Les dartres de la marge de l'anus ;

3° Le *prurigo pudendum*. Ces deux affections cutanées sont toujours de nature dartreuse, et jamais n'appartiennent à la syphilis ;

4° Les *boutons rouges* et *vésiculeux* du *prépuce*. Ces boutons ne sont autre chose, le plus souvent, que des vésicules d'*herpes præputialis*, ou des vésicules de gale ;

5° Les *taches cuivrées*. Ces taches, de couleur jaunâtre, se recouvrent d'une légère exfoliation et ressemblent au *chloasma* des femmes enceintes. A ces caractères on reconnaît qu'il s'agit des éphélides parasitaires développées sur des sujets syphilitiques, mais tout à fait indépendantes de la syphilis ;

6° Les *taches formiculaires* ou *formiées*, qui répondent à notre roséole syphilitique. Ainsi, la division de M. Lagneau, comme celle de Cullerier, comprend un bon nombre d'affections qui ne sont point syphilitiques ; comme elle, elle procède du simple au composé, mais elle est vicieuse aussi en ce qu'elle ne tient aucun compte de l'évolution régulière de la syphilis.

Appliquant à la classification des syphilides les principes de la nomenclature de Willan, Biett et ses élèves en ont admis sept ordres :

1° La *syphilide exanthématique*, qui comprend la roséole et l'érythème papuleux syphilitique ;

2° La *syphilide vésiculeuse*, qui comprend l'eczéma, la varicelle et l'herpès ;

3° La *syphilide pustuleuse*, dont il existe trois genres : l'acné, l'impétigo et l'ecthyma ;

4° La *syphilide bulleuse*, composée du *pemphigus* et du *rupia*;

5° La *syphilide papuleuse*, qui se divise en lichen à petites papules, et lichen à larges papules;

6° La *syphilide squameuse*, qui se compose de deux genres : le psoriasis et la lèpre syphilitiques;

7° Et la *syphilide tuberculeuse*, divisée en syphilide tuberculeuse disséminée, syphilide tuberculeuse en groupes, syphilide tuberculeuse perforante, syphilide tuberculo-crustacée ulcéreuse et tuberculo-crustacée serpigineuse.

MM. Rayer, Bassereau, Devergie, Hardy, ont bien un peu modifié cette classification, mais ils n'y ont apporté aucun changement essentiel. Aussi, je ne crois pas devoir m'occuper de ces divisions secondaires auxquelles la nomenclature anglaise sert toujours de cadre.

Appliquée à l'étude des syphilides, la nomenclature de Willan a eu de grands avantages. Elle a conduit à une connaissance plus exacte des différentes formes élémentaires de ces affections, et à une étude plus approfondie des caractères qui les distinguent des éruptions d'une autre nature.

Mais ces heureux résultats n'ont pas été sans être compensés par de graves inconvénients. Voulant trouver dans les syphilides toutes les formes élémentaires qu'on rencontre dans les affections dartreuses, les partisans de la méthode anglaise ont été amenés à décrire des psoriaris, des lèpres, des pityriasis, des eczémas et des herpès de nature syphilitique, tandis que jamais ces affections ne sont sous la dépendance de la syphilis.

De plus, oubliant que la syphilis est soumise à une évolution régulière, que parmi les syphilides les unes sont précoces et les autres tardives, division sur laquelle M. Ricord a insisté avec raison, ils ont rapproché des syphilides qui sont, il est vrai caractérisées par un même élément primitif, mais qui appartiennent à une phase différente de l'évolution de la vérole secondaire. C'est ainsi qu'à côté de la syphilide tuberculeuse disséminée, qui apparaît en général de bonne heure, ils placent la syphilide tuberculo-crustacée qui ne survient que tardivement.

La vérole secondaire présente, en effet, une évolution régulière dont il faut tenir compte dans la description des accidents qui la caractérisent.

On peut distinguer dans sa marche cinq temps :

Premier temps. — C'est dans ce premier temps qu'apparaît l'induration des chancres et du système lymphatique, et que les plaques muqueuses se développent, soit spontanément, soit par transformation des chancres.

Deuxième temps. — Le second temps est marqué par l'apparition des premières syphilides qui s'accompagnent souvent de tous les phénomènes généraux, qui annoncent l'invasion de fièvres éruptives ; elles sont exanthématiques dans le sens qu'Alibert donnait à ce mot, c'est-à-dire généralisées et ne s'ulcérant pas.

Troisième temps. — C'est alors que se fait la deuxième poussée des syphilides dont le caractère est de se circonscrire, de survenir quelques mois, quelquefois plusieurs années, dix et même vingt ans après les accidents primitifs, et de se terminer par résolution tout en laissant une cicatrice.

Quatrième temps. — Ce quatrième temps est celui des syphilides ulcéreuses ou syphilides de la troisième poussée. Cependant, les syphilides ulcéreuses peuvent se montrer tout de suite après les accidents primitifs, mais cela n'a lieu que dans la syphilis maligne.

Cinquième temps. — Ce cinquième temps est caractérisé

CONSIDÉRATIONS GÉNÉRALES SUR LES SYPHILIDES.   133

par l'apparition des plaques indurées sur la tunique albuginée du testicule.

C'est en nous fondant sur cette évolution régulière de la syphilis secondaire dans laquelle on observe d'abord des éruptions généralisées, puis circonscrites, les unes et les autres se terminant par résolution, et, enfin, en dernier lieu, des éruptions dont le caractère est de s'ulcérer, que nous proposons la classification des syphilides résumées dans le tableau suivant :

A. — SYPHILIDES RÉSOLUTIVES.

  PREMIÈRE SECTION. — *Exanthématiques.*

  1° Érythémateuse............... { maculeuse ou rubéolique.
                                    granulée.
                                    squameuse.

  2° Papuleuse................... { lenticulaire.
                                    miliaire.

  3° Pustuleuse.................. { lenticulaire.
                                    miliaire.
                                    phlyzaciée.

  4° Vésiculeuse................. | varicelliforme.

  DEUXIÈME SECTION. — *Circonscrites.*

  1° Tuberculeuse................ { en groupes.
                                    en anneaux.
                                    squameuse.

  2° Pustulo-crustacée........... { éparse.
                                    miliaire.
                                    en groupes.

  3° Papulo-vésiculeuse.......... { éparse.
                                    en corymbes.
                                    en cercles.

B. — SYPHILIDES ULCÉREUSES.

  TROISIÈME SECTION. — *Ulcéreuses.*

  1° Puro-vésiculeuse............ { disséminée (forme maligne).
                                    en groupes.

  2° Tuberculo-ulcéreuse......... { en groupes.
                                    serpigineuse.

  3° Gommeuse .... { éparse.
                                    en groupes.

§ I. — Caractères communs et différentiels des syphilides.

Les caractères communs des syphilides sont les suivants :

1° Quelques-unes d'entre elles sont inoculables et contagieuses, ce qui ne s'observe jamais pour les éruptions qui dépendent d'une autre maladie constitutionnelle.

2° Elles sont les unes résolutives, les autres ulcéreuses, tandis que les scrofulides se distinguent par leur double tendance à l'hypertrophie et à l'ulcération, et que les affections dartreuses et arthritiques restent stationnaires ou disparaissent sans s'ulcérer.

3° Rien n'est plus fréquent que d'observer la mortification dans les vieilles syphilides : elle se retrouve bien aussi dans le scorbut et la scrofule, mais seulement à titre de complication.

4° Dans la syphilis comme dans la scrofule, on voit les manifestations cutanées se terminer par des destructions de tissus qui produisent des cicatrices indélébiles. Mais ces cicatrices ont, dans l'une et l'autre maladie constitutionnelle, des caractères distinctifs sur lesquels nous insisterons lorsque nous nous occuperons des diverses classes de syphilides.

5° Les éruptions syphilitiques ne récidivent jamais, ou au moins presque jamais, avec les mêmes formes. C'est là un caractère important qui les distingue des éruptions d'une autre nature. Ainsi, que chez un dartreux affecté d'un psoriasis, la dartre récidive, ce sera sous forme de psoriasis.

6° L'induration des ganglions et des vaisseaux lymphatiques, qui accompagne les syphilides, devient un signe précieux pour éclairer un diagnostic obscur.

7° Tandis que les affections dartreuses et parasitaires donnent lieu à des démangeaisons souvent très intenses, les syphilides sont caractérisées par l'absence de prurit. Toutefois, il faut faire une exception, ainsi que nous l'avons dit dans la séméiotique cutanée, pour les syphilides qui occupent les régions où le système pileux est développé, comme le cuir chevelu.

8° Les syphilides présentent toutes une teinte cuivrée caractéristique, qui a sa valeur pour le diagnostic, mais dont on a singulièrement exagéré l'importance. Cette teinte, en effet, pouvant s'observer dans les affections dartreuses ou parasitaires, est un caractère qui peut induire en erreur si on le considère isolément. Notons que la coloration cuivre jaune appartient plus spécialement aux syphilides tuberculeuses circonscrites, et la couleur cuivre rouge ou violacée aux syphilides ulcéreuses.

9° Enfin, comme dernier caractère des syphilides, nous signalerons leur disparition sous l'infleunce d'un traitement mercuriel.

§ II. — **Caractères propres.**

Après avoir étudié les caractères généraux des syphilides, nous allons nous occuper des caractères qui appartiennent en propre à chaque section.

PREMIÈRE SECTION. — *Exanthématiques.*

Les syphilides exanthématiques sont souvent précédées des phénomènes généraux qui constituent la fièvre syphilitique ; elles sont accompagnées de cette induration des ganglions et des vaisseaux lymphatiques sur laquelle j'ai déjà souvent insisté.

Les syphiliographes font bien mention de l'engorgement des ganglions cervicaux postérieurs, mais aucun d'eux n'a parlé de ces cordons formés par les vaisseaux lymphatiques engorgés, et dont on constate si facilement la présence en passant légèrement la pulpe des doigts sur la face interne des avant-bras. De plus, les autres ganglions peuvent s'engorger tout comme les ganglions cervicaux postérieurs, et si ces derniers sont plus souvent malades, cela tient à ce que les syphilides du cuir chevelu sont les plus fréquentes.

Les syphilides exanthématiques sont essentiellement caractérisées par la dissémination de leurs éléments éruptifs; la lenteur de leur évolution, qui se fait quelquefois par poussées successives, les distingue des fièvres éruptives. Elles peuvent guérir spontanément, sous l'influence seule des moyens hygiéniques, et laissent après leur disparition une simple maculature.

Deuxième section. — *Circonscrites.*

Tandis que les syphilides exanthématiques sont souvent précédées de symptômes généraux, que leurs éléments primitifs se disséminent sans affecter de dispositions particulières, les syphilides circonscrites apparaissent assez souvent sans prodromes; leurs éléments primitifs ont pour caractère essentiel de se grouper de manière à former des arcs de cercle, des fers à cheval, des ellipses, des grappes, et d'avoir des siéges spéciaux, qui sont les ailes du nez, le front, la nuque et les épaules. La syphilide circonscrite présente une coloration cuivrée beaucoup plus marquée que la syphilide exanthématique; elle se traduit par des éléments inflammatoires ou fibro-plastiques, et laisse après sa disparition une cicatrice et non plus une simple maculature.

Troisième section. — *Ulcéreuses.*

Les syphilides ulcéreuses sont caractérisées par des ulcères à bords taillés à pic, dont le fond est pultacé, et souvent recouvert de tissus mortifiés. Elles portent une atteinte plus grave à la constitution que les syphilides des sections précédentes, et sont suivies de cicatrices plus profondes.

TROISIÈME SECTION.

DES SYPHILIDES EN PARTICULIER.

Nous allons maintenant nous occuper des syphilides en particulier, et nous les étudierons d'abord sous le rapport nosographique et séméiotique, puis nous consacrerons un dernier chapitre à l'étiologie et à la thérapeutique générale des syphilides.

CHAPITRE PREMIER.

SYPHILIDES EXANTHÉMATIQUES.

Généralement précédées de prodromes, fièvre, malaise général, etc., les syphilides exanthématiques sont caractérisées par des taches ou des boutons disséminés, dont l'éruption offre de l'analogie avec celle des fièvres éruptives et s'accompagne, dans l'immense majorité des cas, d'une angine due souvent à un exanthème qui se développe aussi sur la muqueuse pharyngée.

Les syphilides exanthématiques présentent une période d'invasion, une période d'éruption et une période de terminaison.

Dans la période d'invasion on observe de la courbature, des douleurs ostéocopes et rhumatoïdes, des céphalées quelquefois très intenses et rebelles. Ces accidents prodromiques peuvent persister plus ou moins longtemps après la sortie de l'éruption, ou disparaître au moment où l'exanthème se développe.

Le début de la syphilide exanthématique peut être brusque ; c'est alors qu'on voit en vingt-quatre ou quarante-huit heures le corps se recouvrir de taches de roséole

Mais le plus souvent sa marche est lente ; elle se montre sur une région, puis sur une autre, envahissant rarement toute l'étendue du corps comme les fièvres éruptives, la rougeole, par exemple.

Elle laisse après son évolution des maculatures qui, au bout d'un certain temps, s'effacent d'elles-mêmes.

Le chancre induré, l'induration des vaisseaux et ganglions lymphathiques, l'angine, les végétations, les plaques muqueuses, soit aux parties génitales, soit à la commissure des lèvres ou dans la gorge, sont les phénomènes qui le plus fréquemment accompagnent les syphilides exanthématiques. La section des syphilides exanthématiques comprend quatre formes :

1° La syphilide érythémateuse ;
2° La syphilide papulo-tuberculeuse ;
3° La syphilide pustuleuse ;
4° La syphilide vésiculeuse.

§ I. — Première forme. — Syphilide érythémateuse

A. — Nosographie.

Décrite sous les noms de roséole et d'érythème papuleux syphilitique, la syphilide érythémateuse est caractérisée par des taches rouges congestives, maculeuses ou granulées, lisses ou proéminentes, et disparaissant en totalité ou en partie par la pression, et qui par leur aspect se rapprochent de celles de la roséole simple, de la rougeole ou de l'urticaire.

Quelquefois précédée de ces phénomènes prodromiques sur lesquels nous avons insisté dans la description des syphilides exanthématiques, la roséole se développe d'une manière lente et progressive, et débute le plus souvent par le tronc, quelquefois cependant par la face, et même par les parties sexuelles.

Dans quelques cas elle apparaît brusquement, et comme nous l'avons dit, couvre, en vingt-quatre ou quarante-huit heures, tout le corps du malade. Ce mode d'apparition, assez rare d'ailleurs, s'observe principalement lorsqu'une cause déterminante, comme un bain chaud, un bain sulfureux, une émotion morale vive, une grande fatigue, a provoqué le développement de la roséole.

C'est surtout dans ces cas de brusque invasion que les taches de roséole n'occupant ordinairement que le tronc et la partie supérieure des membres, couvrent toute la surface du corps.

Elles sont quelquefois limitées à des régions circonscrites, la partie antérieure de l'abdomen, les flancs, le visage et la paume des mains, lorsque leur marche a été enrayée par un traitement mercuriel.

Discrètes ou confluentes, les taches de la syphilide érythémateuse, dont la largeur varie d'un millimètre à un centimètre, ressemblent dans le premier cas à des marbrures, et dans le second forment des surfaces rouges, continues et comme scarlatineuses.

D'une couleur rose tendre ou d'un rouge vif, elles prennent une teinte jaunâtre qui devient de plus en plus manifeste à mesure que l'éruption est plus ancienne. Ces nuances peuvent exister simultanément, et la peau prend alors un aspect particulier, que J.-L. Petit avait caractérisé par le nom de *peau truitée*. Ces taches érythémateuses sont généralement inégales, à bords irréguliers, et n'affectent aucune disposition bien déterminée. Quelquefois cependant elles se réunissent pour former des croissants et des lignes courbes, et simulent alors celles de la rougeole.

Après leur disparition les taches de roséole laissent des maculatures brunâtres ou jaunâtres qui sont, ainsi que l'a dit avec raison M. Gibert, plus caractéristiques que l'éruption elle-même. L'âge, le sexe, la constitution des malades, les saisons ne sont pas sans influence sur la syphilide érythémateuse. Les taches, en effet, présentent une coloration plus vive pendant l'été que pendant l'hiver, sur les femmes que chez les hommes, sur les sujets blonds que sur ceux qui ont la peau brune ; une émotion morale suffit souvent aussi pour les rendre plus apparentes.

Nous distinguerons plusieurs variétés de la syphilide érythémateuse :

1° *Roséole maculeuse*. — Elle est caractérisée par des taches rouges congestives, disparaissant sous le doigt et ne présentant aucune saillie.

Ces taches se confondent par leurs bords avec les téguments voisins sur lesquels elles tranchent à peine par leur teinte rose tendre. Aussi comprend-on qu'elles puissent passer inaperçues d'autant plus qu'aucun symptôme réactionnel, prurit, douleur, etc., ne les accompagne. Ce n'est même souvent que par hasard, en se déshabillant, par exemple, que le malade s'aperçoit qu'il est couvert de roséole.

2° *Roséole granuleuse*. — Les taches de la syphilide granuleuse sont remarquables par la présence de petites saillies papuleuses chacune traversée par un poil. Ces petites saillies paraissent formées par des follicules pileux augmentés de volume.

3° *Roséole squameuse*. — Dans cette variété de la syphilide érythémateuse, les macules se recouvrent de squames. L'adhérence plus forte de ces produits furfuracés avec les éléments primitifs sous-jacents permet de distinguer cette roséole primitivement squameuse de celle qui se termine par desquamation.

Roséole papuleuse. — Les taches de la syphilide érythémateuse présentent quelquefois une saillie légèrement papuleuse, ce qui s'observe principalement au front près de la racine des cheveux. Souvent, elles ne sont que le premier degré de l'évolution de la syphilide papuleuse. Dans ce cas, l'érythème circonférentiel disparaît bientôt, et la papule centrale seule persiste.

La syphilide érythémateuse peut disparaître sans desquamation, ou se recouvrir d'écailles épidermiques d'autant plus abondantes que la période de résolution est plus avancée.

A propos de ces roséoles, soit primitivement, soit secondairement squameuses, il est important de remarquer qu'elles ont été souvent décrites sous le nom de psoriasis syphilitiques.

Ainsi, cette affection précoce de la paume des mains, connue généralement sous le nom de psoriasis palmaire syphilitique, n'est autre chose qu'une roséole de la paume des mains.

B. — Séméiotique.

1° *Diagnostic*. — Le diagnostic de la roséole est en général facile. L'intensité de la fièvre, le catarrhe oculo-nasal permettront de distinguer la roséole de la rougeole dont elle présente quelquefois la couleur et la disposition racémiforme des taches. La roséole simple ne sera pas prise pour une roséole syphilitique, si l'on tient compte de l'engorgement des ganglions et des vaisseaux lymphatiques qui accompagne constamment la seconde affection, et de la marche de l'éruption qui se fait relativement avec lenteur et par poussées successives dans la roséole syphilitique.

Les démangeaisons, la marche particulière de l'urticaire, suffiront pour empêcher de la confondre avec la syphilide érythémateuse.

Les taches de la roséole squameuse pourraient en imposer pour un *psoriaris guttata*. Mais, dans le *psoriasis guttata*, les taches congestives sont recouvertes d'écailles chatoyantes, argentées, tandis que celles de la roséole, moins épaisses d'ailleurs, sont d'un gris terne. Le psoriaris a pour lieu d'élection les coudes et les genoux.

Il faut éviter aussi l'erreur commise par M. Cazenave lorsqu'il décrit pour des roséoles consécutives à une blennorrhagie, des éruptions pathogénétiques déterminées par l'usage du copahu. Ces dernières donnent lieu à des démangeaisons, et ne sont jamais accompagnées d'engorgement du système lymphatique. L'absence des phénomènes concomitants des syphilides exanthématiques, céphalées, douleurs ostéocopes, et la connaissance des antécédents qui accusent l'emploi du baume de copahu, mettent, d'ailleurs, sur la voie du diagnostic.

2° *Pronostic.* — Le pronostic de la syphilide érythémateuse est grave, puisque cette affection indique l'existence de a syphilis constitutionnelle, mais il l'est moins que celui des vphilides circonscrites et ulcéreuses qui appartiennent à une periode plus avancée de la syphilis.

§ II. — Deuxième forme. — Syphilide papulo-tuberculeuse.

A. — Nosographie.

La syphilide papulo-tuberculeuse (deuxième forme des syphilides exanthématiques) est, comme la roséole, souvent précédée de céphalées, de douleurs ostéocopes et rhumatoïdes et de fièvre syphilitique; comme elle aussi, elle est accompagnée d'engorgement des ganglions et des vaisseaux lymphatiques.

Nous admettrons deux variétés de cette forme : 1° la syphilide papuleuse lenticulaire ; 2° la syphilide papuleuse miliaire.

a. Première variété. — *Syphilide papuleuse lenticulaire.* — La syphilide papuleuse lenticulaire est caractérisée par des papules ordinairement coniques, papules quelquefois hémisphériques qui, pouvant atteindre le volume d'une merise, présentent tous les degrés intermédiaires entre la papule et le tubercule. C'est à cause de ce volume si variable des éléments primitifs que nous lui donnons le nom de syphilide papulo-tuberculeuse sous lequel nous décrivons la syphilide papuleuse lenticulaire, la syphilide tuberculeuse disséminée de Biett et de ses élèves, et la syphilide merisée d'Alibert.

Elle envahit quelquefois simultanément toutes les régions du corps; mais, le plus souvent, elle débute par le tronc, quelquefois par les membres, les bras principalement, et même par le cuir chevelu, et se montre ensuite par poussées successives sur les autres régions.

Discrète ou confluente, quelquefois discrète sur certaines parties, confluente sur d'autres, la syphilide papuleuse lenticulaire est, comme la roséole, généralement accompagnée de chancre induré, de plaques muqueuses et de végétations. D'une durée ordinairement plus longue, elle se termine rarement avant trois à cinq septénaires.

Lorsque la résolution s'opère, la papule s'affaisse, se recouvre d'une écaille épidermique qui se rompt circulairement, de manière à laisser autour de l'élément primitif une petite collerette blanchâtre à laquelle Biett attribuait beaucoup d'importance comme caractère de la spécificité d'une éruption.

La papule disparaît enfin, laissant une maculature cicatricielle de couleur jaunâtre, qui n'est jamais profonde, parce que, quel que soit le volume de l'élément primitif, il est toujours superficiel.

b. Deuxième variété. — Syphilide papuleuse miliaire. — Connue généralement sous les noms de *lichen syphilitique*, de *miliaire syphilitique*, la syphilide papuleuse miliaire a été décrite, par M. Bassereau, sous celui de *syphilide papuleuse conique*, car l'éruption à laquelle il applique le nom de *syphilide papuleuse miliaire*, n'est autre chose qu'une syphilide pustuleuse.

Cette variété de la syphilide papuleuse est comme toutes les autres formes des syphilides exanthématiques souvent précédée de phénomènes généraux, et présente alors une certaine analogie avec la miliaire fébrile.

Constituée par des petites papules coniques, rouges dans leur période d'activité, et plus tard d'une couleur cuivrée, terne, et fréquemment disposées en groupes, cette éruption ne donne lieu à aucune démangeaison, et coexiste le plus souvent avec l'angine syphilitique, des chancres, des plaques muqueuses ou des végétations.

Elle dure généralement six semaines, deux mois, et même trois ou quatre mois. Lorsqu'elles s'affaissent, les papules se recouvrent d'une exfoliation quelquefois très abondante, et qui a pu en imposer alors pour une ichthyose.

Je me rappelle à ce propos avoir été consulté pour un enfant nouveau-né dont la peau était couverte d'écailles épidermiques, et qui était considéré comme atteint d'ichthyose par le médecin ordinaire de la famille. En examinant attentivement les parties malades, je m'aperçus bientôt que cette desquamation s'était établie sur une éruption de petites papules rouges coniques que je reconnus appartenir à la syphilide papuleuse miliaire.

Il n'est pas rare de voir cette syphilide récidiver, mais on doit remarquer que ce sont les récidives partielles qui sont les plus fréquentes.

B. — Séméiotique.

Diagnostic. — La présence des croûtes sur les éléments primitifs suffit pour distinguer la syphilide pustuleuse de la syphilide papuleuse. Mais on conçoit que lorsque les croûtes sont tombées l'erreur devienne possible. Pour arriver alors au diagnostic, on tiendra compte de la consistance des éléments primitifs et de la confluence de l'éruption; la papule est, en effet, plus consistante que la pustule, et la syphilide papuleuse plus confluente que la syphilide pustuleuse.

Les pustules indurées de l'acné ne seront pas confondues avec la syphilide papuleuse lenticulaire, car l'acné siège sur la face et dans le dos, et presque jamais sur les membres, contrairement à ce qui a lieu pour les syphilides ; elle produit, de plus, des petites cicatrices plissées, caractéristiques.

Précédée quelquefois, ainsi que nous l'avons dit, de phénomènes généraux, la syphilide miliaire n'est pas alors sans présenter une certaine ressemblance avec la miliaire fébrile.

Mais cette dernière est caractérisée par des vésicules ou même des vésico-pustules, et accompagnée de phénomènes particuliers qu'on ne rencontre jamais dans la syphilide papuleuse miliaire, comme des sueurs abondantes, et des troubles du côté des fonctions digestives, nausées, vomissements, etc., etc.

J'ai eu l'occasion d'observer quelquefois une affection à laquelle j'ai donné le nom de lichen à papules déprimées, et qui consiste dans une éruption de papules d'une couleur jaunâtre, déprimées dans leur partie centrale, et disposées en groupes. La teinte et le groupement des éléments primitifs pourraient, au premier abord, faire croire à l'existence d'une syphilide papuleuse. Mais, à la confluence de l'éruption sur la face externe des membres, aux démangeaisons qui l'accompagnent, à l'absence de l'engorgement des ganglions et des vaisseaux lymphatiques, et enfin à la facilité avec laquelle elle cède ordinairement aux bains sulfureux et aux préparations arsénicales, on reconnaît bientôt sa nature dartreuse.

§ III. — Troisième forme. — Syphilide pustuleuse.

A. — Nosographie.

Après la roséole et la syphilide papuleuse, c'est la syphilide pustuleuse qui s'observe le plus fréquemment. On a prétendu qu'il n'en était pas ainsi aux XVe et XVIe siècles, et qu'alors les larges pustules phlyzaciées suppurant abondamment, étaient, parmi les manifestations cutanées de la syphilis, celles qui se montraient le plus souvent. On trouve, ainsi que le fait justement remarquer M. Bassereau, dans un syphiliographe célèbre de l'époque, dans Beniveni, la preuve du peu de fondement de cette opinion. Cet auteur dit, en effet, que les papules larges, sèches et coriaces sont plus fréquentes que celles qui suppurent.

La pustule syphilitique présente, dans son évolution, trois périodes bien marquées. Elle forme d'abord un bouton; ce bouton suppure et se recouvre d'une croûte; enfin lorsque la croûte tombe on trouve une ulcération ou une cicatrice.

La syphilide pustuleuse, dont la marche peut toujours se résumer par ces trois états, bouton, croûte, ulcère ou cicatrice, est loin de se présenter toujours avec les mêmes caractères. Aussi en admettrons-nous trois variétés :

1° La syphilide pustuleuse lenticulaire;
2° La syphilide pustuleuse miliaire;
3° La syphilide pustuleuse phlyzaciée.

a. Première variété. — Syphilide pustuleuse lenticulaire.
— La syphilide pustuleuse lenticulaire, sans être rare, est cependant moins fréquente que la syphilide papuleuse avec laquelle elle est fréquemment confondue. Généralement discrets et réunis en groupes, les boutons, purulents au sommet, indurés à la base, ressemblent aux pustules de la varioloïde.

Ils débutent le plus souvent par la face ou par le cou, et envahissent le dos et les membres par poussées successives; toutefois, on doit dire que, dans l'acné vulgaire, cette marche successive est encore plus marquée. Le sommet de chaque pustule se recouvre d'une croûte qui tombe au bout d'un certain temps, et alors il ne reste plus qu'un bouton induré qu'il est facile de prendre pour une papule. Ce bouton, qui, dans la plupart des cas, est gros comme une lentille, peut présenter un volume plus considérable, sans pourtant jamais atteindre celui d'une merise, comme cela se voit dans la syphilide papulo-tuberculeuse exanthématique. Il finit lui-même par disparaître en laissant une petite cicatrice blanche arrondie, légèrement déprimée, bien différente de la cicatrice allongée et plissée qui appartient à l'acné vulgaire.

b. Deuxième variété. — Syphilide pustuleuse miliaire. —
Vaguement décrite par les willanistes sous le nom d'impétigo disséminé, la syphilide pustuleuse miliaire débute par le tronc et la face, et même par les membres.

Elle est caractérisée par de petites pustules, disposées en groupes disséminés, dont l'éruption se fait par poussées successives.

Ces petites pustules, ordinairement discrètes, sont, à leur

centre, traversées par un poil et entourées d'une auréole d'un rouge vif, dont la teinte n'est point cuivrée, ainsi que l'a prétendu M. Cazenave. Leur sommet purulent se transforme bientôt en une croûte jaunâtre analogue à celle de l'impétigo scrofuleux.

De ce que nous venons de dire, il résulte que dans la syphilide pustuleuse miliaire, les caractères spécifiques des éléments primitifs ne sont pas très tranchés, et que c'est plutôt d'après l'ensemble de l'éruption qu'on établit le diagnostic de sa nature.

Mais si les pustules ne sont pas caractéristiques, il n'en est plus de même des petites taches cicatricielles qui leur succèdent : elles sont, en effet, cuivrées, de forme arrondie, et présentent au centre une dépression circulaire par laquelle commence la décoloration. Au bout d'un certain temps, le centre est d'un blanc mat, tandis que le pourtour est encore cuivré.

c. Troisième variété.—Syphilide pustuleuse phlyzaciée.
— Cette variété est connue généralement sous les noms d'ecthyma superficiel, d'ecthyma généralisé. Elle peut, comme toutes les autres syphilides exanthématiques, débuter simultanément, ou se montrer par poussées successives.

Elle consiste dans des taches rouges sur lesquelles se développent des pustules coniques ou lenticulaires, souvent ombiliquées au centre et ressemblant à celles de la variole. Cette analogie des deux exanthèmes est bien plus frappante lorsque la syphilide pustuleuse phlyzaciée est précédée de symptômes généraux : fièvre, céphalée, malaise général ; aussi, cette dernière a-t-elle été désignée quelquefois sous le nom de variole syphilitique.

Le liquide contenu dans ces pustules se concrète et forme des croûtes larges, rugueuses, brunâtres et même noirâtres, qui, en tombant, laissent à nu une tache violacée, très longue à disparaître.

On voit donc que les pustules qui appartiennent à cette variété, bien que se rapprochant par leur forme et leur ombilication de celles de la variole, s'en distinguent par leurs croûtes, qui sont plus larges que dans cette dernière affection, et par leurs cicatrices tout à fait différentes des cicatrices gaufrées de la variole.

B. — Séméiotique.

Nous ne reviendrons pas ici sur le diagnostic différentiel de la syphilide papuleuse et de la syphilide pustuleuse.

Il est possible de confondre la syphilide pustuleuse lenticulaire avec l'acné vulgaire. Mais les pustules de l'acné, plus volumineuses que celles de la syphilide lenticulaire, présentent une couleur rouge sombre, suppurent lentement, siégent principalement sur la face et le dos, ne s'observent jamais sur les membres inférieurs, et sont suivies de petites cicatrices plissées et allongées ; tandis que celles de la syphilide ont une teinte cuivrée, suppurent plus rapidement, peuvent se montrer sur les membres, et produisent ces maculatures cicatricielles que nous avons décrites plus haut.

La syphilide pustuleuse miliaire et la syphilide pustuleuse phlyzaciée, lorsqu'elles sont précédées de symptômes généraux, pourraient au premier abord être prises la première pour une varioloïde, et la seconde pour une variole ; mais les symptômes généraux dans les fièvres éruptives sont plus graves, et d'ailleurs la marche si différente des affections dans les deux cas ne rendrait pas l'erreur longtemps possible.

L'éruption pustuleuse de la gale qui, d'ailleurs, complique souvent toutes les formes de syphilides, se distingue de la syphilide pustuleuse par les démangeaisons intenses qu'elle détermine, par le siége des pustules, qui occupent surtout le ventre, les fesses, la verge et les mamelons, et surtout par la présence des sillons.

Les larges croûtes jaunâtres, qui recouvrent des surfaces souvent très étendues dans l'impétigo, empêcheront de prendre cette dernière affection pour une syphilide pustuleuse miliaire. Lorsque le favus se dissémine sur le corps, et donne naissance à de petites plaques croûteuses répandues çà et là, on pourrait croire au premier abord qu'il s'agit d'une éruption de syphilide pustuleuse miliaire, mais on évitera facilement cette erreur si l'on fait attention à la couleur jaune soufré, à la dépression alvéolaire des petites croûtes faveuses, à leur isolement, à l'identité de caractères qu'elles présentent toutes et à la coexistence sur le cuir chevelu d'une éruption de même nature.

§ IV. — Quatrième forme. — Syphilide vesiculeuse.

De toutes les syphilides exanthématiques la syphilide vésiculeuse est la plus rare.

Les auteurs décrivent trois variétés de la syphilide vésiculeuse : l'eczéma, l'herpès et la varicelle syphilitique. De ces trois variétés nous n'en admettons qu'une seule, c'est la varicelle.

En effet, si on lit les descriptions de l'eczéma syphilitique données par les auteurs, on voit qu'il ne s'agit pas réellement d'un eczéma, mais d'une syphilide papulo-vésiculeuse circonscrite. Quant à l'herpès syphilitique, on l'a distingué en herpès circiné et herpès à grosses vésicules.

Mais l'herpès circiné est constamment de nature parasitaire, et s'il a été décrit comme une affection syphilitique dans certains cas, c'est qu'on a donné trop d'importance à la coloration jaune cuivré qu'il peut présenter comme beaucoup d'autres affections cutanées dartreuses ou arthritiques.

Je puis citer à ce propos l'histoire d'un malade dont j'ai déjà parlé dans la première partie de ce livre, qui était affecté d'un herpès circiné du front, dont la couleur cuivrée et les bords arrondis en imposèrent pour une *corona veneris*. Vidal (de Cassis), dans son *Traité des maladies vénériennes*, donne le dessin d'un herpès circiné syphilitique du scrotum, qui présente exactement tous les caractères de l'herpès parasitaire.

L'herpès syphilitique à grosses vésicules n'existe pas plus que les autres formes. Je ne l'ai jamais observé pour mon compte, et je suis sûr qu'on a décrit sous ce nom certaines formes aiguës de la dartre ou de l'arthritis.

M. Cazenave a décrit une variété d'herpès syphilitique caractérisé par de très petits cercles squameux qui donnent à la peau un aspect zébré.

En lisant attentivement la description qu'il donne de ces disques squameux sur lesquels on n'a jamais aperçu de vésicules, on acquiert bientôt la certitude qu'il s'agissait de cercles d'herpès parasitaire, ou de taches de pityriasis circulaire.

L'observation de plaques muqueuses de la peau que nous avons citée dans un des chapitres précédents, montre qu'on les a souvent confondues avec les éléments d'une syphilide vésiculeuse.

On voit donc que de ces trois formes de la syphilide vésiculeuse qu'on trouve signalées dans tous les auteurs, une seule existe réellement comme syphilide exanthématique, c'est la varicelle syphilitique.

§ V. — Varicelle syphilitique.

A. — Nosographie.

La varicelle syphilitique coexiste dans la plupart des cas avec une angine, avec des plaques muqueuses ou des végétations ; elle débute généralement par les parties latérales du thorax, après quelques jours de prodromes, malaise général, anorexie, céphalées, douleurs ostéocopes et mouvement fébrile.

Elle commence par des taches d'une couleur rouge vif et non pas cuivrée, comme le dit M. Cazenave.

Sur chaque tache se développe une petite vésicule ordinairement arrondie, subglobuleuse, dont la sérosité devient purulente au bout de huit à dix jours, et se transforme en croûte. Quelquefois le fluide est résorbé, la vésicule se plisse et disparaît en laissant une petite desquamation.

L'éruption de la varicelle syphilitique lente, se faisant par poussées successives, dure généralement de trois à quatre septenaires : elle laisse des maculatures cicatricielles moins prononcées toutefois que celles de l'ecthyma.

B. — Séméiotique.

1° *Diagnostic.* — Rien de plus facile que de confondre au début la varicelle syphilitique avec la varicelle même ou avec la variole. Dans les deux cas, il y a des phénomènes généraux prodromiques, et les boutons présentent le même aspect. Mais bientôt la lenteur de la marche de l'éruption, qui coexiste généralement avec d'autres accidents syphilitiques, comme une angine, des plaques muqueuses ou des végétations, vient rendre impossible une plus longue erreur.

2° *Pronostic.* — Comme affection, la varicelle syphilitique est d'un pronostic très bénin; mais elle est grave, au même titre que les autres syphilides que nous venons de décrire, en ce qu'elle indique que la constitution est sous l'influence diathésique.

Obs. I. — *Syphilide érythémateuse maculée. Taches de roséole squameuse sur la paume des mains (psoriasis palmaria des auteurs).*

Langlois (Caroline), âgée de vingt-trois ans, journalière, entrée le 12 février 1858.

Cette malade, d'une bonne santé habituelle et qui ne présente rien d'important à noter au point de vue des antécédents, est accouchée le 29 juin dernier d'un enfant qui n'a vécu que onze jours.

Un mois après sa couche, elle a éprouvé de violentes céphalées qui ont duré une quinzaine de jours, et s'est aperçue en même temps que ses cheveux tombaient. Elle n'a jamais souffert de la gorge, et ne peut préciser l'époque à laquelle ont débuté les taches de roséole dont elle est couverte. Il y a trois mois, elle a vu paraître une petite tumeur sur le bord antérieur du tibia; indolente jusque-là, cette tumeur est devenue douloureuse depuis trois semaines.

Bien que la malade nie tout antécédent d'accident primitif, on trouve sur la petite lèvre droite une cicatrice manifeste.

État actuel. — Engorgement des ganglions de l'aisselle, de l'aine et du cou.

Aucun symptôme du côté de la muqueuse pharyngée.

Sur les cuisses, les fesses, et sur la partie supérieure des jambes sont disséminées des taches irrégulières d'un rouge pâle qui disparaissent sous le doigt, et ne sont pas accompagnées de prurit.

Sur la paume des mains on trouve des taches d'un rouge pâle tirant un peu sur le jaune, les unes rondes, les autres irrégulières; les unes purement maculeuses, les autres recouvertes de squames d'un blanc grisâtre, peu abondantes et très adhérentes.

Sur la partie antérieure du tibia du côté gauche, il existe deux larges plaques de couleur rouge sombre, saillantes, tuméfiées et douloureuses qui rappellent tout à fait l'aspect de l'*erythema nodosum*, et au-dessous desquelles on sent la tumeur formée par l'exostose tibiale.

Sur la jambe droite, autre plaque offrant les mêmes caractères et recouvrant aussi une tuméfaction osseuse.

Traitement. — Tisane de salsepareille édulcorée avec le sirop sudorifique ; chaque jour une pilule de proto-iodure de 0,025. Trois bains simples par semaine.

Sortie le 26 février 1858.

Sur les parties précédemment énumérées, il n'y a plus que quelques taches dont la couleur est maintenant brunâtre.

Celles de la paume de la main sont moins nombreuses et ne présentent plus que quelques squames à leur surface.

Obs. II. — *Syphilide érythémateuse maculée. Chancre induré de la lèvre inférieure.*

Jobert (Louise), âgée de quarante ans, couturière, entrée le 26 mars 1858.

Il y a deux mois, cette malade a vu paraître dans le sillon qui sépare la lèvre inférieure du menton un bouton à sommet blanchâtre qui s'est bientôt ulcéré : ce bouton est survenu six ou sept jours après la contagion dont elle avoue toutes les circonstances.

Depuis quinze jours, elle ressent des douleurs lancinantes très vives dans la tête ; douleurs qui se montrent par accès violents tous les deux jours.

État actuel. — Au niveau du sillon qui sépare la lèvre inférieure du menton, on trouve un ulcère arrondi un peu plus large qu'une pièce de 50 centimes, recouvert dans une grande partie de sa surface par une croûte brunâtre, et laissant voir latéralement un fond gris jaunâtre.

L'ulcère est entouré d'une auréole d'un rouge cuivré et repose sur un noyau d'induration fibro-plastique très manifeste.

Bubon sous-maxillaire, engorgement des ganglions lymphatiques du cou, de l'aine et de l'épitrochlée, et, le long de la partie antérieure et interne des avant-bras, cordons formés par les vaisseaux lymphatiques augmentés de volume.

Le tronc est couvert de taches irrégulières, de couleur rouge sombre, un peu violacée et n'occasionnant ni prurit, ni démangeaison. Cette éruption très discrète sur l'abdomen, plus confluente sur la poitrine, l'est encore davantage dans le dos.

A l'examen des parties génitales, on constate l'existence de plaques muqueuses sur les grandes lèvres, et en explorant la gorge on voit sur les amygdales des plaques à bords soulevés, dont le centre est ulcéré et blanchâtre ; le fond du pharynx présente une rougeur granulée.

Traitement. — 1 pilule, puis 2 pilules de proto-iodure de 0,025. Bains simples et applications de compresses trempées dans l'eau sédative sur la tête.

Sortie le 4 juin.

Après avoir persisté avec opiniâtreté, les céphalées ont disparu il y a huit jours. Le chancre est transformé en une plaque blanche cicatricielle, arrondie, déprimée et entourée d'une auréole violacée. L'induration a disparu complétement. Les taches du tronc ne présentent plus que des maculatures grisâtres dont la teinte tranche à peine sur celle des téguments voisins. Les plaques muqueuses de la vulve ont disparu.

Obs. III. — *Syphilide érythémateuse granulée.*

Faveret (François), cinquante-deux ans, employé des prisons, entré le 26 novembre 1858.

Vers la fin du mois d'août, ce malade a vu paraître à la partie inférieure du repli préputial un petit bouton qui, dit-il, était gros comme une tête d'épingle; ce petit bouton, qui donnait lieu à quelques démangeaisons, s'est excorié au bout de quelques jours, et s'est transformé en un ulcère allongé qui ne s'est complétement cicatrisé que depuis une quinzaine.

Depuis le début de cet accident primitif, le malade n'a éprouvé ni céphalées, ni douleurs ostéocopes; il ne se plaint que d'un peu de gêne dans la déglutition. L'éruption pour laquelle il entre à l'hôpital a débuté il y a un mois par les bourses, et s'est ensuite étendue à la partie supérieure des cuisses, et n'a envahi le tronc et les bras que depuis quinze jours.

État actuel. — La partie inférieure du repli préputial forme une petite tumeur rouge, recouverte de squames grisâtres, qui présente à son centre un noyau induré et sur ses parties latérales un tissu cicatriciel blanchâtre. Les bourses et la verge sont le siége de taches de roséole rouges, exfoliées, qui, à cause de l'humidité de ces parties, se sont irritées et ont donné lieu à une complication eczémateuse, laquelle a pu même faire méconnaître leur nature par quelques médecins présents à notre visite.

Sur le tronc, on trouve des marbrures de roséole maculée, et au milieu d'elles, de très petits points papuleux ayant une teinte un peu jaunâtre, qui se réunissent dans certains endroits pour former des taches saillantes, irrégulières et dont l'aspect granuleux montre bien qu'elles résultent de la réunion de ces petites papules; une légère desquamation revêt ces taches granuleuses qui sont plus nombreuses au niveau de la partie inférieure de l'abdomen. Une d'entre elles, située au niveau de la région épigastrique, repose sur une induration qui indique une tendance à la transformation en syphilide merisée.

Les membres supérieurs et inférieurs sont aussi couverts de marbrures de roséole, de ces petits points papuleux dont nous avons parlé précédemment, et de taches granuleuses. Ces dernières se remarquent principalement à leur partie supérieure et interne.

L'éruption, qui a dans son ensemble une nuance jaunâtre, ne provoque pas de démangeaisons, excepté au scrotum et à la verge.

Engorgement des ganglions du cou, de l'aine et de l'épitrochlée ; le doigt, légèrement promené sur la face interne des avant-bras et des cuisses, fait reconnaître la présence de petits cordons lymphatiques.

Traitement. — 1 pilule de proto-iodure de 0,025, tisane de salsepareille, bains simples.

Le 20 novembre, toutes les petites papules ainsi que les taches granuleuses, sont remplacées par des maculatures jaunâtres. Les marbrures de la roséole ne forment plus qu'une empreinte grisâtre très peu apparente. La verge et le scrotum ne présentent presque plus de rougeur. L'induration du prépuce a disparu, mais celui-ci est encore rouge et œdématié.

Obs. IV. — *Syphilide érythémateuse maculée et papuleuse (roséole maculée et roséole papuleuse).*

Blesson (Charles), vingt-trois ans, cuisinier, entré le 21 mai 1858.
Santé habituelle excellente ; n'a jamais eu de maladie grave.

A dix-sept ans, il a contracté une blennorrhagie et a conservé pendant six ans un suintement habituel qui, tous les ans au mois de janvier, s'exaspérait et persistait ainsi pendant trois mois avec une nouvelle intensité.

Il a eu un chancre il y a quatre mois, et deux mois après l'apparition de cet accident primitif, il est resté au lit pendant quinze jours, avec des accès de fièvre qui revenaient irrégulièrement, en proie à une courbature générale et éprouvant de violents maux de tête caractérisés par une douleur gravative continuelle, et des élancements intermittents dans les régions temporales.

Lorsque ces phénomènes généraux ont disparu, l'éruption que nous allons décrire a débuté par les parois abdominales et a envahi le tronc, les membres et la face dans l'espace de huit jours.

État actuel. — A la partie inférieure du sillon préputial se trouve un petit ulcère à base indurée, recouvert d'une croûte jaunâtre et entouré d'une auréole violacée. Engorgement des ganglions de l'aine, de l'aisselle, du cou et de l'épitrochlée.

Sur la partie antérieure de la poitrine et sur la paroi abdominale, on voit un grand nombre de petites taches un peu violacées ressemblant à des marbrures. Au milieu de ces taches, on en trouve d'autres qui sont arrondies, saillantes ; les unes complétement jaunâtres, les autres d'un rouge sombre au centre et jaunâtres au pourtour.

Parmi ces dernières, on en remarque surtout une de la largeur d'une pièce de deux francs, située à droite et en haut de l'ombilic.

Sur la partie latérale droite du front, plusieurs taches jaunâtres, papuleuses, presque arrondies, plus larges qu'une pièce d'un franc, et recouvertes d'une desquamation épidermique très légère, se réunissent pour former un groupe allongé, et dirigé en bas et en dehors. Du reste, l'éruption ne donne lieu à aucune démangeaison.

Traitement. — 1 pilule de proto-iodure de 0,025, tisane de salsepareille, bains simples.

Sortie le 25 juin 1858.

Les marbrures n'ont pas complétement disparu ; mais, à la place des taches papuleuses, il reste des maculatures jaunâtres.

Obs. V. — *Syphilide papuleuse lenticulaire. Chancre induré de la lèvre.*

Besomb (Julienne), âgée de dix-neuf ans, couturière, entrée le 19 mars 1858.

Cette malade a vu paraître, il y a un mois et demi, au niveau du bord libre de la lèvre inférieure un petit bouton dont le sommet blanchâtre s'est bientôt excorié et recouvert d'une croûte brunâtre. Ce bouton ulcéré a acquis, au bout de quinze jours, l'étendue d'une pièce d'un franc qu'il a encore maintenant, sans déterminer ni prurit ni douleur.

Depuis la manifestation de cet accident primitif, la malade n'a éprouvé ni douleurs ostéocopes, ni maux de gorge.

L'éruption pour laquelle elle vient se faire traiter dans nos salles a débuté il y a huit jours.

État actuel. — Sur le bord libre de la lèvre inférieure se trouve une croûte brunâtre très épaisse de la largeur indiquée plus haut. Bubon sous-maxillaire; engorgement des ganglions du cou, de l'aine et de l'épitrochlée ; la pulpe des doigts, promenée légèrement sur la face interne des avant-bras, permet de reconnaître l'existence des cordons formés par les lymphatiques engorgés.

Le tronc, principalement au niveau de la paroi abdominale de la partie antérieure de la poitrine, ainsi que les membres, surtout du côté de la flexion, sont couverts d'une éruption de petits boutons papuleux, d'un rouge jaunâtre, disséminés, dont quelques-uns sont recouverts de débris épidermiques, et d'autres entourés d'un liséré épidermique, et qui n'est pas accompagné de prurit. L'examen au spéculum n'a fait reconnaître qu'un catarrhe utérin abondant ; pas de plaques muqueuses.

Traitement. — Tisane de salsepareille, 1 pilule de proto-iodure de 0,025 ; bains simples.

Sortie le 19 avril.

L'ulcère est cicatrisé, mais il y a encore de l'induration ; il ne reste plus que quelques boutons papuleux ; les autres ont disparu ne laissant que des maculatures grisâtres.

Obs. VI. — *Syphilide papulo-tuberculeuse (syphilide merisée d'Alibert, syphilide tuberculeuse disséminée des willanistes).*

Mathis (Marguerite), âgée de cinquante ans, cuisinière, entrée le 2 avril 1858.

Cette malade est d'une bonne santé habituelle et n'a jamais eu de maladie grave ; elle nie tout antécédent primitif, et cependant, en examinant les parties génitales, on trouve des condylomes à l'anus, et l'on découvre, au moyen du spéculum, une ulcération grisâtre assez profonde, à bords arrondis et violacés, siégeant sur la lèvre antérieure du col.

Sans avoir été précédée de céphalées ni de douleurs ostéocopes, l'éruption boutonneuse a débuté par la partie antérieure des avant-bras, il y a six semaines, et huit jours après s'est montrée sur les cuisses, puis au bout d'un temps très court, mais que la malade ne peut préciser, elle a envahi le tronc.

État actuel. — Les parties que nous venons d'énumérer sont le siège d'une éruption dans laquelle on doit distinguer plusieurs éléments : d'abord, des boutons dont la teinte rouge cuivré est très prononcée ; les uns, recouverts de quelques débris squameux, ou entourés d'une collerette épidermique, ne dépassant pas le volume d'une lentille, les autres, véritablement tuberculeux ; puis des taches, les unes saillantes, les autres simplement maculeuses ; les unes d'un jaune cuivré, les autres présentant une teinte violacée et qui sont le dernier terme de l'évolution des boutons dont nous venons de parler.

Cette éruption, qui ne provoque aucune démangeaison, est plus confluente à la face interne des membres qu'à leur face externe, sur les cuisses que sur les jambes, et sur les membres que sur le tronc : il faut remarquer que la face interne des cuisses présente surtout des taches et peu de boutons.

La malade ne se plaint ni de céphalées, ni de douleurs ostéocopes, ni de maux de gorge; la palpation permet de constater la présence de ganglions engorgés au cou, dans l'aine et à l'épitrochlée, ainsi que l'existence des cordons lymphatiques augmentés de volume le long des avant-bras.

Traitement. — Tisane de salsepareille, 1 pilule de proto-iodure de 0,025, bains simples, cautérisation du col avec la solution de nitrate d'argent.

Sortie le 30 avril.

Il n'y a plus de tubercules, l'éruption ne présente plus que des maculatures jaunâtres et quelques boutons papuleux. Les condylomes de l'anus sont considérablement affaissés, et l'ulcération du col est cicatrisée.

OBS. VII. — *Syphilide papuleuse miliaire (miliaire syphilitique).*

Robin (Amélie), vingt-huit ans, domestique, entrée le 8 avril 1858.

Cette malade, grande, brune, fortement constituée, ne présente aucun antécédent de scrofule ni d'aucune autre maladie constitutionnelle. Elle s'est aperçue, il y a deux mois, qu'elle avait sur la partie interne de la grande lèvre droite un ulcère qui ne déterminait ni prurit, ni douleur, et dont la base était indurée.

Cet accident primitif, pour lequel la malade n'a pas consulté de médecin, a disparu au bout de quinze jours, et, depuis cette époque, elle est sujette à des maux de tête caractérisés par des élancements intermittents qui se montrent principalement le soir.

Elle n'a jamais éprouvé ni douleur à la gorge, ni gêne de la déglutition, et n'a pas remarqué qu'elle perdît ses cheveux : ce n'est qu'il y a quinze jours, que des boutons se sont montrés sur la jambe droite, puis se sont successivement étendus aux membres supérieurs et au tronc.

État actuel. — Plaques muqueuses sur les grandes lèvres ; sur le col, large ulcération à bords taillés à pic, à fond grisâtre. Le tronc est couvert d'une éruption confluente de très petits boutons du volume d'une tête d'épingle, d'un rouge jaunâtre ; les uns isolés, les autres réunis en groupes irréguliers ou en arcs de cercles et recouverts de petites squames grisâtres. Au milieu de ces boutons, on voit des taches, les unes petites, les autres très larges, d'un rouge sombre dont le pourtour est jaunâtre, et paraissant formées par la réunion de ces boutons.

Sur les membres supérieurs et inférieurs, l'éruption présente les mêmes caractères et la même confluence ; seulement aux jambes les boutons confluents ont formé de très larges taches d'un rouge cuivré que recouvre une desquamation abondante.

Traitement. — Tisane de salsepareille, 1 pilule de proto-iodure de 0,025, bains simples ; cautérisation tous les huit jours de l'ulcère du col avec la solution de nitrate d'argent.

Sortie le 4 juin.

L'ulcère du col est cicatrisé ; il n'y a plus de plaques muqueuses à la vulve. Quant aux boutons, il n'en reste presque plus ; à leur place, on ne voit plus que des maculatures jaunâtres plus ou moins étendues.

Obs. VIII. — *Syphilide papuleuse miliaire (miliaire syphilitique).*

Lafontaine (Lise), vingt trois ans, couturière, entrée le 10 décembre 1858.

Cette malade a eu dans son enfance des accidents scrofuleux, ophthalmies longues et rebelles, glandes ulcérées au cou, et elle porte en ce moment une cicatrice au-dessous de la base de la mâchoire du côté gauche.

Elle nie tout antécédent vénérien ; cependant en examinant les parties génitales, on constate la présence de plaques muqueuses sur la partie interne des grandes lèvres.

Elle est accouchée, il y a huit mois, d'un enfant qui n'a vécu que deux mois ; mais comme cet enfant était en dépôt, elle ignore à quels accidents il a succombé. Jamais elle n'a eu de maux de gorge, ni éprouvé de céphalées, ni de douleurs ostéocopes. Quelque temps avant son accouchement, cette malade a vu paraître sur le devant de sa poitrine quelques petits boutons qui ont disparu assez rapidement. Mais, trois mois après, elle a ressenti, dans le genou gauche, des douleurs lancinantes qui s'exaspéraient par la marche ; sa jambe gauche s'est recouverte de boutons qui se sont étendus par poussées successives, et depuis deux mois occupent à la fois le tronc et les membres.

État actuel. — Le tronc est couvert d'une éruption confluente formée par de très petits boutons à peine un peu plus gros qu'une tête d'épingle, de couleur rouge cuivré; les uns isolés, les autres formant, par leur réunion, des arcs de cercle, les autres irrégulièrement groupés et donnant naissance dans plusieurs points, par leur groupement, à des plaques de couleur violacée. Ces boutons et ces plaques sont couverts de petites squames grisâtres.

Sur les membres supérieurs et inférieurs l'éruption présente les mêmes caractères; seulement on remarque que sur les membres thoraciques elle est moins confluente, et que sur les jambes les boutons se sont réunis pour former de très larges plaques violacées au centre, jaunâtres à leur pourtour et recouvertes de larges squames blanchâtres au milieu desquelles on trouve quelques croûtes; ces croûtes sont dues à une irritation eczémateuse des surfaces malades, provoquée par les fatigues qu'a supportées la malade avant son entrée à l'hôpital. Il en résulte que l'éruption des membres inférieurs est modifiée dans ses caractères qui ne sont bien tranchés que sur le tronc.

Obs. IX. — *Syphilide pustuleuse lenticulaire (acné syphilitique).*

Falectrer, âgé de trente ans, couvreur, entré le 8 janvier 1858.

Ce malade de petite taille, blond, d'apparence assez chétive, a été maladif jusqu'à l'âge de huit ans. Il a eu des gourmes, des maux d'yeux et a fait une très longue maladie pour laquelle il est resté huit mois au lit. Sans pouvoir préciser nettement le mal dont il était atteint, il se rappelle seulement qu'il toussait beaucoup, et avait tous les jours, dans l'après-midi, des accès de fièvre.

Depuis l'âge de huit ans, il n'a plus été malade. Au mois de décembre 1848, il a eu sur le gland un petit bouton rouge qui s'est recouvert d'une croûte le lendemain de son apparition et a disparu trois jours après; il assure n'avoir pas eu d'autre accident primitif.

C'est dans les derniers jours du mois d'août qu'a débuté l'éruption que nous allons décrire.

Le malade n'a jamais souffert, dit-il, ni de mal à la gorge, ni de céphalées, ni de douleurs ostéocopes.

État actuel. — Sur le front, il existe trois groupes principaux de boutons de couleur rouge cuivré, à base indurée, et dont le sommet est couvert d'une croûte jaunâtre.

Un groupe central occupe la partie médiane du front, et deux groupes latéraux sont situés au-dessus des sourcils sur un plan inférieur à celui du groupe central.

Dans la chevelure on trouve quelques croûtes jaunâtres, disséminées.

Dans le dos, on voit des maculatures grisâtres et des boutons qui présentent les caractères que nous avons signalés plus haut ; en arrière de l'omoplate du côté droit et sur la partie latérale gauche de la colonne vertébrale, entre celle-ci et le bord spinal du scapulum, plusieurs boutons se sont réunis pour former une petite tumeur de la largeur à peu près d'une pièce de deux francs, engorgée à sa base, et présentant à sa surface libre une croûte brunâtre entourée d'une auréole sombre.

Les bras, principalement du côté de la flexion, sont le siége d'une éruption de boutons disséminés et de taches grisâtres.

Traitement. — Tisane de salsepareille, 1 pilule de proto-iodure de 0^{gr},025, bains simples.

Sous l'influence de ce traitement, les boutons du front se sont affaissés, ceux du dos et des bras sont devenus moins nombreux, mais ils n'étaient pas encore disparus complétement, lorsque le malade est sorti, le 12 février.

Obs. X. — *Syphilide pustuleuse lenticulaire.*

Champion (Caroline), vingt-deux ans, fleuriste, entrée le 1er décembre 1858.

D'une bonne santé habituelle, cette malade a pourtant présenté des antécédents scrofuleux dans son enfance ; elle a eu des gourmes, et pendant six mois elle a été sujette à des maux d'yeux. Il y a quatre mois, elle s'est aperçue de la présence d'un petit bouton ulcéré sur les parties génitales. Un mois après la cicatrisation de cet accident primitif, l'éruption boutonneuse, dont nous allons plus bas tracer les caractères, a débuté par la partie antérieure de la poitrine, et il est survenu des céphalées caractérisées par des élancements qui se faisaient sentir au niveau des tempes et du front, mais principalement à gauche, ainsi que des crampes dans la cuisse et la jambe gauches.

Ces crampes n'ont duré que peu de temps, mais les céphalées persistent encore maintenant, quoique avec moins d'intensité.

La malade a eu, pendant la durée de l'accident primitif, un mal de gorge peu intense qui n'a duré que trois semaines ; elle a aussi perdu longtemps des cheveux, symptôme qui coïncidait avec la présence de quelques croûtes jaunâtres disséminées dans le cuir chevelu, et dont l'apparition a eu lieu en même temps que celle des boutons de la poitrine.

Etat actuel. — Sur la nuque, le cou et la partie supérieure du tronc, en avant et en arrière, on trouve un grand nombre de boutons qui se présentent sous la forme de petites tumeurs dures, hémisphériques ou aplaties, d'une couleur rouge sombre un peu violacée ; les unes recouvertes de petites croûtes jaunes, les autres de squames grisâtres, et au milieu desquelles sont répandues quelques maculatures jaunes.

Dans les jarrets, un grand nombre de ces boutons, qui sont groupés, présentent les mêmes caractères. On en voit aussi quelques-uns sur les membres supérieurs et inférieurs ; à la partie antérieure et externe de l'avant-bras on en remarque un, entre autres, dont le volume atteint celui d'une petite merise.

Il y a quelques croûtes jaunâtres disséminées dans les cheveux ; rien à la gorge ; quelques ganglions engorgés au cou et dans l'aine ; plaques muqueuses sur les grandes lèvres.

Traitement. — Tisane de salsepareille, 1 pilule de proto-iodure de 0^{gr},025, bains simples.

Le 20 décembre, dans tous les points que nous avons signalés plus haut, il n'y a plus que des maculatures jaunâtres, excepté à la nuque, près de la racine des cheveux, où l'on rencontre quelques boutons d'un rouge un peu violacé au centre et jaunâtres au pourtour, dont l'aplatissement indique la tendance à la résolution. Plus de croûtes dans les cheveux, plus de plaques muqueuses aux parties génitales.

Obs. XI. — *Syphilide pustuleuse miliaire.*

Bouvier (Marie), trente-cinq ans, entrée le 10 décembre 1858.

Cette malade, qui nie formellement tout antécédent syphilitique, a éprouvé il y a deux mois de violentes douleurs lancinantes qui survenaient principalement le matin et le soir. Aujourd'hui ces douleurs persistent encore, mais elles sont moins intenses. Huit jours avant son entrée à l'hôpital, elle a commencé à souffrir de l'épaule, et depuis un mois à peu près elle ressent un peu de gêne dans la déglutition. L'éruption pour laquelle elle vient réclamer nos soins a débuté, il a six mois, par la partie antérieure des avant-bras, et a successivement envahi les parties que nous indiquerons tout à l'heure.

État actuel. — En arrière de l'épaule, au niveau de l'omoplate, on trouve de très petits boutons rouge cuivré de la grosseur d'un grain de mil ; les uns recouverts d'une petite croûte jaune, les autres d'une squame grisâtre : les uns sont isolés ; les autres groupés, et ce groupement a donné naissance, dans un grand nombre de points, à des boutons assez volumineux pour que quelques-uns atteignent et dépassent même le volume d'une lentille. Ceux-ci présentent à leur surface des squames et même des petites croûtes jaunes. Au-dessus et en dehors de la rotule de chaque côté, en dehors des avant-bras et au niveau de la saignée, il y a des groupes semblables à ceux que nous avons décrits plus haut, c'est-à-dire formés par de petites pustules isolées, ou réunies de manière à constituer des boutons assez volumineux. Ce fait, si évident à l'examen de la malade, est encore confirmé par le récit de cette dernière, qui affirme qu'au début de l'évolution de ces groupes il n'y avait que des éléments isolés.

On trouve encore à la paume des mains et à la plante des pieds des groupes formés par des petites pustules, et sur quelques-unes la croûte jaunâtre du sommet est parfaitement visible. Cette éruption, qui ne provoque aucune démangeaison, a une couleur rouge cuivré; mais les éléments que nous avons décrits au-dessus et en dehors de la rotule présentent une teinte violacée.

L'examen des parties génitales, pratiqué au moyen du spéculum, n'a pu faire découvrir les traces de l'élément primitif.

Bien que la malade se plaigne de gêne dans la déglutition, la gorge ne présente que peu de rougeur. Elle est actuellement soumise dans nos salles à un traitement par les pilules de proto-iodure et la tisane de salsepareille.

Obs. XII. — *Syphilide pustuleuse phlyzaciée sur les membres inférieurs (ecthyma syphilitique). Lenticulaire acnéique sur la face.*

Mouillon (Claude), âgé de trente-cinq ans, journalier, entré le 2 avril 1858.

Ce malade, qui est fortement constitué, jouit d'une bonne santé habituelle et n'a jamais eu de maladie grave. Dans les premiers jours de novembre 1857, il a contracté un chancre au niveau de la partie supérieure de la rainure préputiale; il est entré à la Pitié le 24 novembre. M. Maisonneuve a reconnu, dit-il, l'existence d'un chancre induré, et prescrit en conséquence de la tisane de salsepareille et des pilules de proto-iodure; mais le malade n'a suivi ce traitement que pendant quinze jours de séjour qu'il a fait à l'hôpital; et voyant que son chancre ne se guérissait pas, il a consulté un médecin dans le mois de février. Ce médecin n'a conseillé qu'un traitement local, pansement de l'ulcère avec la pommade au calomel, et lotions avec le vin aromatique, moyens qui ont amené sa cicatrisation dans les premiers jours de mars.

Dès le mois de décembre, cet homme a ressenti de la gêne dans la déglutition et de la chaleur au fond de la gorge; symptômes qui n'ont disparu que depuis huit jours. Il n'a pas eu de douleurs ostéocopes, et n'a éprouvé de douleurs de tête que pendant huit jours, au commencement de mars. C'est vers la fin de janvier qu'il fait remonter le début de l'éruption boutonneuse dont nous allons donner la description.

État actuel. — Sur la face interne de la jambe gauche sont disséminés des boutons ayant à peu près la largeur d'une pièce de cinquante centimes, aplatis, indurés à leur base et recouverts à leur surface libre par une croûte brunâtre entourée par une auréole d'un rouge cuivré.

Sur la figure on trouve des boutons lenticulaires, dont un certain nombre présentent à leur sommet un point purulent; quelques-uns d'entre eux forment près des ailes du nez, de chaque côté, un groupe en arc de cercle dont la concavité regarde en dehors. Sur les joues et dans la barbe un grand nombre de petits points arrondis, d'un blanc mat, attestent l'existence antérieure d'un plus grand nombre de boutons semblables à ceux que nous avons décrits et dont ils sont les vestiges cicatriciels; dans le cuir chevelu on trouve un grand nombre de petites croûtes brunâtres éparses, et sur le front, près de la racine des cheveux, deux gros boutons hémisphériques, luisants, et d'un rouge cuivré caractéristique.

Cicatrice manifeste du chancre dans le sillon préputial, plus d'induration, engorgement des ganglions de l'aine, du cou et de l'aisselle.

Traitement. — Tisane de salsepareille, 1 pilule de proto-iodure de 0^{gr},025, bains simples.

Sorti le 28 mai.

Les pustules d'ecthyma de la jambe gauche ne présentent plus de croûtes; elles ne forment plus que des plaques arrondies d'un rouge cuivré, recouvertes de squames grisâtres.

Sur la figure il ne reste plus que quelques boutons; les autres sont remplacés par de petites taches rondes déprimées et d'un blanc mat.

Obs. XIII. — *Syphilide pustuleuse phlyzaciée.*

Bohin (Jules), âgé de trente-deux ans, garçon limonadier, entré le 14 mai 1858.

Ce malade, bien constitué, ne présentant aucun antécédent constitutionnel, et n'ayant jamais été gravement malade, a eu, dans le courant du mois d'août dernier, un chancre au niveau de la partie supérieure de la rainure du prépuce. Trois semaines après l'apparition de ce chancre, il est entré à l'hôpital du Midi dans le service de M. Cullerier, qui a prescrit un traitement interne par la liqueur de Van-Swieten, mais il est sorti de l'hôpital au bout de trois semaines pour y rentrer quinze jours après et y faire un autre séjour de trois semaines, soumis au même traitement.

Ce malade, voyant que le chancre dont il était atteint ne se cicatrisait pas, est allé, huit jours après avoir quitté l'hôpital du Midi, consulter M. Clerc, qui, dit-il, a considéré l'ulcère comme infectant, mais n'a pas prescrit de traitement interne.

Cet ulcère qui, d'après la cicatrice déprimée avec perte de substance, qu'on voit dans la rainure du prépuce, paraît avoir été compliqué de gangrène, a mis en tout six mois à guérir.

Les boutons, dont nous décrirons tout à l'heure les cicatrices sur la poitrine, ont débuté, dans les premiers jours de janvier, par de petites tumeurs rouges purulentes au sommet, qui se sont élargies en se recouvrant de croûtes noirâtres, et ont disparu au bout d'un mois, en laissant après elles des maculatures cicatricielles. Quant à ceux qui occupent les membres inférieurs, leur début remonte à trois semaines. Du reste, cette éruption n'a été accompagnée ni de céphalées, ni de douleurs ostéocopes, et le malade n'a éprouvé qu'un très léger mal de gorge pendant huit jours.

État actuel. — Cicatrice avec perte de substance sur la rainure du prépuce; pas d'induration. Pléiades ganglionnaires dans l'aine, engorgement des ganglions cervicaux et sus-épitrochléens.

Au-dessous de l'extrémité interne de la clavicule, on voit un groupe disposé en forme de L, formé par la réunion de trois plaques arrondies ayant à peu près l'étendue d'une pièce d'un franc, et dont le centre présente une coloration d'un blanc mat, et le pourtour une teinte d'un jaune brunâtre.

Çà et là sont disséminées sur la poitrine d'autres maculatures cicatricielles offrant les mêmes caractères.

Il y a donc eu sur la poitrine une première poussée de pustules phlyzaciées dont il ne reste plus que les cicatrices, et qui a été suivie d'une seconde poussée maintenant en pleine évolution sur les jambes. En effet, on rencontre sur les jambes, principalement à leur partie interne, de larges pustules arrondies, les unes ayant à peu près l'étendue d'une pièce de cinquante centimes ; les autres celle d'une pièce d'un franc, d'une couleur rouge sombre un peu violacée, et qui sont recouvertes de croûtes brunâtres.

Traitement. — Tisane de salsepareille, 1 pilule de proto-iodure de 0^{gr},025, bains simples.

Sorti le 4 juin 1858.

Sous l'influence de ce traitement les pustules sont en pleine résolution. Quelques-unes sont encore un peu croûteuses, mais le plus grand nombre ne forme plus que de larges taches un peu saillantes d'un rouge sombre, squameuses à leur surface, et entourées d'une auréole brunâtre qui tend à se substituer à la couleur rouge à mesure que la guérison s'opère.

Obs. XIV. — *Syphilide vésiculeuse. Varicelle syphilitique.*

Dubet (Léonard), âgé de vingt-neuf ans, orfévre, entré le 31 août 1857.

Ce malade porte sur la joue droite une large plaque rouge cicatricielle, trace indélébile d'une scrofulide maligne pour laquelle il a été traité, il y a six ans, à Saint-Louis, chez M. Moissenet, et au-dessous de l'oreille gauche une plaque de scrofule cutanée, bénigne, rouge, couverte de croûtes jaunâtres et de la largeur à peu près d'une pièce de cinq francs ; cette affection existe depuis un an.

Il a eu un chancre il y a huit mois, et c'est deux mois après que l'éruption a commencé à paraître.

État actuel. — Le malade présente des vésicules surtout globuleuses. Elles sont entourées à leur base d'une petite auréole rouge ; quelques-unes sont remplies de sérosité, et c'est le plus petit nombre, d'autres sont remplacées par une petite croûte blanchâtre. Elles n'occasionnent, du reste, ni prurit ni démangeaison. Sur les parties antérieure et postérieure du tronc, elles sont discrètes : il n'y en a point ni à la face ni au cuir chevelu. Sur les membres ces vésicules sont confluentes et disposées en groupe. Parmi ces groupes, nous devons en remarquer un de la largeur d'une pièce de cinq francs, situé sur la partie moyenne et externe de l'avant-bras droit, et d'autres plus petits, larges à peu près comme une pièce de cinquante centimes, occupant les poignets et la paume des mains. Les pieds ne sont pas plus épargnés ; ils sont un peu œdématiés, et au milieu des groupes vésiculeux on trouve quelques pustules.

Traitement. — Tisane de salsepareille, une pilule de proto-iodure de 0gr,025.

Sorti le 11 décembre 1857 complétement guéri.

Cette observation présente un tableau exact de la varicelle syphilitique, mais on doit regretter que les symptômes prodromiques ou concomitants de l'éruption n'aient pas été recherchés.

CHAPITRE II.

SYPHILIDES CIRCONSCRITES.

Tandis que les syphilides exanthématiques apparaissent en général trente ou trente-cinq jours après la cicatrisation du chancre, les syphilides circonscrites ne se montrent que huit ou dix mois et quelquefois plusieurs années après les accidents primitifs.

Cette apparition de syphilides circonscrites, longtemps après la guérison des accidents primitifs, est attribuée par l'école du Midi au traitement mercuriel qui éloignerait et localiserait les manifestations cutanées de la syphilis.

Mais le fait sur lequel est basé cette explication, vrai pour les syphilides précoces, ne l'est plus pour les syphilides tardives.

Si les affections cutanées de la syphilis prennent la forme circonscrite, ce n'est donc qu'en vertu d'une loi propre à leur évolution.

Bien que dans l'immense majorité des cas, lorsqu'on suit la marche des accidents de la vérole, on voie les syphilides circonscrites être précédées de syphilides exanthématiques, il est certain que quelquefois ces dernières ont manqué. C'est alors qu'on peut invoquer l'influence du traitement mercuriel pour expliquer cette dérogation à la loi générale.

Lorsqu'on remonte aux antécédents de la syphilide circonscrite, on trouve le plus souvent le chancre induré, mais elle peut également avoir été précédée du chancre mou et de la blennorrhagie.

J'ai cru remarquer que la marche de la syphilis était différente suivant la nature de l'accident primitif, et, qu'à la suite du chancre induré, on voyait les accidents cutanés se dérouler dans l'ordre que nous avons signalé, syphilides exanthématiques, syphilides circonscrites, syphilides ulcéreuses ; tandis qu'à la suite du chancre mou et de la blennorrhagie, les syphilides circonscrites se montraient sans avoir été précédées de syphilides exanthématiques.

Nous distinguerons trois formes de syphilides circonscrites :

1° La syphilide tuberculeuse.
2° La syphilide pustulo-crustacée.
3° La syphilide papulo-vésiculeuse.

La syphilide papuleuse circonscrite n'existe pas. Si M. Bassereau en rapporte deux observations, c'est qu'il a confondu la papule avec le tubercule.

De ces trois formes que nous venons d'énumérer, la première est la plus fréquente, et la troisième est extrêmement rare.

Les syphilides circonscrites ne sont pas comme les syphilides exanthématiques précédées par les prodromes, fièvre syphilitique, douleurs ostéocopes et rhumatoïdes, que nous avons désignés sous le nom de symptômes communs.

Dans quelques cas cependant l'éruption de syphilides circonscrites est annoncée par des douleurs rhumatoïdes occupant les régions sur lesquelles elle doit se développer. Mais jamais elle n'est accompagnée ni d'angine ni d'engorgements des vaisseaux et ganglions lymphatiques.

Les groupes de la syphilide circonscrite, formés par la réunion d'éléments primitifs, dont le volume est très variable, peuvent occuper une ou plusieurs régions : le front, les ailes du nez, l'épaule et la nuque en sont les siéges de prédilection. Cependant, ils sont quelquefois disséminés sur toute l'étendue du corps.

Quelquefois irréguliers dans leur disposition, ces groupes sont généralement réguliers, et affectent la forme d'un fer à cheval, d'une demi-lune, d'un croissant, d'un T. C'est d'après ces caractères que j'ai établi deux variétés de syphilide tuberculeuse circonscrite, la syphilide en cercles et la syphilide en groupes, que leur nom caractérise assez pour qu'il soit inutile d'en faire une description particulière.

Les éléments éruptifs qui constituent ces groupes ont une teinte qui se rapproche tantôt du cuivre jaune, tantôt du cuivre rouge, et il est à remarquer que dans le premier cas ils ne s'ulcèrent presque jamais. Les parties sur lesquelles ils reposent peuvent être de niveau avec les téguments voisins, ou présenter une notable tuméfaction.

L'évolution de la syphilide circonscrite est généralement très lente. Les groupes peuvent apparaître à la fois sur plusieurs régions, ou les envahir successivement. Rien de plus fréquent que de voir l'affection disparaître sur un point pour reparaître sur un autre.

Dans le plus grand nombre des cas, trois ou quatre boutons se développent simultanément, mais d'autres fois ce n'est que successivement qu'ils se montrent. La marche herpétiforme, si fréquente dans les scrofulides malignes, s'observe aussi dans les syphilides circonscrites. Nous citerons plus bas l'observation très intéressante d'un cas de syphilide pustulo-crustacée, herpétiforme que nous avons recueillie.

La syphilide circonscrite se termine en général par résolution, mais laisse toujours après elle une cicatrice indélébile. Quelquefois cependant elle dégénère en syphilide ulcéreuse, mais le fait est assez rare, car celle-ci s'établit ordinairement d'emblée avec ses caractères ulcératifs.

Elle peut être accompagnée d'autres éruptions syphilitiques, de syphilides exanthématiques par exemple, ou coexister avec des altérations tertiaires, comme le testicule vénérien, les exostoses, etc.

Séméiotique.

1° *Diagnostic*. — Le siége, la forme et la couleur sont les caractères diagnostiques les plus importants des syphilides circonscrites.

Ainsi en présence d'une éruption de boutons de couleur cuivrée, occupant la nuque, les ailes du nez ou l'épaule, ou disposés en fer à cheval, en demi-cercle, on ne peut douter un instant qu'il ne s'agisse d'une affection syphilitique.

C'est dans les chapitres suivants, consacrés aux formes particulières de la syphilide circonscrite, que nous parlerons en détail du diagnostic différentiel de chacune d'elles.

2° *Pronostic*. — Envisagé d'une manière générale, le pronostic de la syphilide circonscrite est plus grave que celui de la syphilide exanthématique, puisqu'elle appartient à une période plus avancée de la maladie syphilitique.

§ I. — **Première forme.** — **Syphilide tuberculeuse circonscrite.**

A. — Nosographie.

La syphilide tuberculeuse circonscrite est caractérisée par des boutons durs, solides, généralement rugueux, dont la surface se recouvre quelquefois d'une abondante exfoliation épidermique, et qui se terminent par résolution, en laissant toutefois après eux des cicatrices indélébiles.

Tous les auteurs qui ont écrit sur les syphilides, MM. Cazenave, Gibert, etc., décrivent la syphilide tuberculeuse circonscrite en même temps que les syphilides tuberculo-ulcéreuse et tuberculo-serpigineuse.

Nous avons montré dans un des chapitres précédents les vices d'une classification qui rapproche ainsi des affections appartenant à des périodes si différentes de l'évolution de la syphilis.

Les parties sur lesquelles on observe le plus souvent la syphilide tuberculeuse circonscrite sont, dans l'ordre de fréquence, la face, le tronc, les membres supérieurs et inférieurs, le cuir chevelu, le cou et la face dorsale des mains. A la face, elle occupe principalement le front, les ailes du nez et les lèvres ; sur les membres supérieurs, elle a pour siége de prédilection la région deltoïdienne inférieure, la partie postérieure de l'épaule et la face externe des avant-bras ; enfin, sur les membres inférieurs, les groupes tuberculeux se montrent principalement sur la face interne de la jambe.

Ils peuvent envahir une ou plusieurs des régions que nous venons de signaler, ou bien être disséminés sur toute la surface du corps.

Dans ce relevé, emprunté au *Traité des syphilides* de M. Bassereau, on ne voit figurer ni la paume des mains ni la plante des pieds. C'est qu'en effet dans le livre de M. Bassereau, comme dans ceux des willanistes, de Biett et ses élèves, la syphilide tuberculeuse en groupes de ces régions est décrite sous le nom de *psoriasis palmaria* ou *plantaria*, ou sous celui de syphilide cornée.

Le siége anatomique des tubercules est inconnu. M. Bassereau les place dans les follicules pileux, dans les aréoles dermiques et même dans les vaisseaux lymphatiques. Mais ce ne sont là que des hypothèses, et, d'ailleurs, cet auteur a confondu les tubercules avec les tumeurs gommeuses de la peau.

La syphilide tuberculeuse est annoncée quelquefois par des douleurs ostéocopes limitées aux régions sur lesquelles elle doit se développer.

Un de nos malades, par exemple, se présente à la consultation de l'hôpital Saint-Louis, se plaignant de douleurs rhumatismales dans l'épaule : on lui prescrit des bains de vapeur. Après le second bain, les douleurs disparaissent, mais en même temps des groupes de tubercules se montrent sur l'épaule et sur la nuque.

Les tubercules paraissent en général au nombre de cinq ou six. D'abord de la grosseur d'un grain de mil, d'une tête d'épingle, ils peuvent acquérir celle d'un pois et même d'une petite olive. Les plus petits s'observent principalement à la face, sur le front, près des ailes du nez et dans la barbe, et constituent alors cette variété qui a reçu de M. Gibert le nom de *syphilide granuleuse*. Ils sont d'une couleur gris terne ou violacée, plus souvent cuivre rouge ou cuivre jaune, et l'aire des anneaux qu'ils circonscrivent présente une teinte gris plombé signalée par M. Cazenave. Leur surface est lisse ou rugueuse, nue ou recouverte de débris squameux. Tantôt ils sont groupés régulièrement et forment des ovales, des fers à cheval, des cercles, des demi-cercles, des lettres ; tantôt ils sont irrégulièrement disposés.

Rien de plus fréquent que de rencontrer des groupes réguliers dans une région, et des groupes irréguliers dans une autre.

Quand ces boutons sont réunis en grand nombre, la peau sur laquelle ils reposent est notablement soulevée, et les parties malades prennent l'aspect d'une grappe dont chacun d'eux représente une graine. Aussi cette variété avait-elle reçu d'Alibert le nom de *syphilide pustulante racémiforme*.

Excepté dans les cas, rares d'ailleurs, où il se forme des ulcérations, la syphilide tuberculeuse circonscrite n'est accompagnée d'aucun phénomène de réaction locale ; elle ne détermine ni prurit ni douleur. Sa marche est généralement lente.

Nous avons, en effet, très fréquemment l'occasion de voir des malades qui portent déjà depuis plusieurs mois des groupes de tubercules secs, sans que l'affection présente encore une tendance manifeste à la guérison.

Les groupes tuberculeux disparaissent quelquefois d'une région pour reparaître sur une autre, et il n'est pas rare de voir le traitement mercuriel déterminer de nouvelles poussées, alors que l'affection était déjà depuis longtemps stationnaire.

Après un laps de temps très variable, mais toujours assez long, les boutons s'affaissent en se recouvrant d'une exfoliation épidermique, et disparaissent enfin en laissant une cicatrice blanchâtre déprimée.

Ce sont ces groupes de tubercules affaissés et recouverts d'une abondante exfoliation épidermique, simulant des plaques de psoriasis, qui ont été décrits par les willanistes sous le nom de *psoriasis syphilitiques*.

On voit donc que la syphilide squameuse n'existe pas, c'est-à-dire que la chute de l'épiderme, pas plus que l'alopécie, n'est dans la syphilis un phénomène primitif.

En rejetant les syphilides squameuses, je suis d'accord avec Biett, Legendre et M. Bassereau lui-même qui, tout en les décrivant, les considère comme très rares.

La syphilide tuberculeuse circonscrite est une affection dont la durée est longue, et qui est sujette à récidiver.

A. — Séméiotique.

I. *Diagnostic.* — La syphilide tuberculeuse ne saurait être confondue avec la syphilide papuleuse. Les tubercules sont, en effet, réunis en groupes à évolution lente, plus consistants et plus volumineux que les papules dont l'éruption est d'ailleurs disséminée.

La couleur bronzée des éléments éruptifs, qui d'ailleurs ne se montrent pas par groupes, leur insensibilité, l'hypertrophie du tissu cellulaire et la déformation du visage qui en est le résultat, suffiront pour distinguer la lèpre des Grecs de la syphilide tuberculeuse en groupes.

Cette dernière affection pourrait être bien plus facilement prise pour un lupus tuberculeux. Pour éviter l'erreur, il faudra tenir compte :

1° *Du siége de l'affection* : Le lupus, bien qu'on l'observe aussi sur les membres, est plus fréquent à la face ;

2° *De la couleur et de la consistance de l'élément éruptif* : Le tubercule du lupus est livide, semi-transparent et moins consistant que celui de la syphilide, dont la teinte est gris sombre ou terne plombée ;

3° *Des cicatrices* : Celles du lupus sont plissées, bridées comme les cicatrices de la brûlure ; tandis que celles de la syphilide sont circulaires, d'un blanc mat et entourées d'une auréole cuivrée, chacun de ces points blanc mat succédant à l'évolution d'un bouton.

Mais lorsque les tubercules du lupus présentent une couleur jaune cuivrée, qu'ils sont disposés en cercles ou en anneaux, le diagnostic peut présenter de sérieuses difficultés. On s'aidera, en pareil cas, des antécédents du sujet, de la marche de l'affection, etc., et des symptômes concomitants.

Le molluscum, dont les éléments ne sont jamais groupés, ne pourra pas, par conséquent, en imposer pour une syphilide circonscrite.

La syphilide tuberculo-squameuse se distingue de la roséole squameuse par l'épaississement plus marqué des plaques sur lesquelles reposent les squames, et par la largeur et l'adhérence plus grande de ces dernières.

II. *Pronostic.* —Le pronostic de cette affection varie suivant son siége et son étendue, et donne lieu aux considérations que nous avons déjà présentées à propos de la syphilide circonscrite, envisagée d'une manière générale.

§ II. — Deuxième forme. — Syphilide pustulo-crustacée circonscrite.

A. — Nosographie.

Moins fréquente que la forme précédente, la syphilide pustulo-crustacée est tantôt limitée à une seule région; tantôt les groupes de pustules sont disséminés sur plusieurs régions qu'elles envahissent par poussées successives.

La face et le cuir chevelu sont les parties qui sont le plus souvent le siége de la syphilide pustulo-crustacée; viennent ensuite, dans l'ordre de fréquence, le tronc et les membres.

Elle débute par de petites pustules acnéiques ou de grosses pustules phlyzaciées, ou bien par de larges taches rouges sur lesquelles se développent des pustules d'impétigo. C'est cette variété qui, lorsqu'elle siége dans la barbe, a été décrite sous le nom de *mentagre syphilitique*.

Les pustules initiales sont tantôt irrégulièrement groupées, tantôt disposées en cercles, en ellipses, en fers à cheval. Dans tous les cas, leur existence est éphémère, et c'est avec une grande rapidité qu'elles se transforment en croûtes.

Ces croûtes sont petites, jaunâtres lorsque l'élément primitif est la pustule d'acné, larges, d'un jaune verdâtre ou brunâtre lorsqu'elles ont succédé à une forme impétigineuse ou ecthymatique. Leurs bords sont bien délimités, entourés d'une auréole violacée ou d'un rouge cuivré, mais jamais, comme cela a lieu dans les syphilides ulcéreuses, elles ne reposent sur un fond humide. Elles se présentent sous la forme de plaques nummulaires, ou sont disposées en cercles, en anneaux, dont le centre est d'une teinte cuivrée plus apparente que dans la syphilide tuberculeuse.

— La syphilide pustulo crustacée circonscrite a une marche plus rapide que la syphilide tuberculeuse, et se termine généralement par résolution. Il reste, après la chute des croûtes, des maculatures rougeâtres dont la couleur cuivrée est plus marquée que celle de l'éruption dans la période d'acuité.

B. — Séméiotique.

1° *Diagnostic*. — La syphilide pustulo-crustacée circonscrite doit être distinguée de la syphilide pustulo-crustacée ulcéreuse.

Dans cette dernière forme, les croûtes sont bombées au centre, déprimées au pourtour, enchâssées dans les bords de l'ulcère sanieux sur lequel elles reposent. Lorsqu'on exerce une pression sur elles, on fait sourdre entre leurs bords et ceux de l'ulcération un liquide jaune verdâtre très épais.

L'existence d'un engorgement dur, tuberculeux, et la profondeur plus grande de l'ulcère ne permettent pas de prendre une syphilide tuberculo-crustacée ulcéreuse pour une syphilide pustulo-crustacée circonscrite (1).

Lorsque cette affection siége sur le cuir chevelu, elle peut en imposer pour un impétigo, d'autant plus que les syphilides du cuir chevelu déterminent du prurit comme les autres éruptions.

Pour arriver au diagnostic, on devra tenir compte de la forme et de la couleur des croûtes. Celles de la syphilide, en effet, sont arrondies, disposées en cercles, en anneaux et de

---

(1) Le prurit et la présence des sillons suffiront pour empêcher de confondre l'impétigo et l'ecthyma psorique avec la syphilide pustulo-crustacée circonscrite à groupes disséminés.

12

couleur brun verdâtre. Souvent elles sont éparses dans le cuir chevelu, et cet état de dissémination, dont il ne faut pas pourtant s'exagérer la valeur comme signe de spécificité, devient dans quelques cas un élément précieux de diagnostic.

La scrofulide pustulo-crustacée peut simuler la syphilide pustulo-crustacée; mais dans la première affection les croûtes sont plus humides, les téguments ont une teinte bleuâtre, et, s'il survient des ulcérations, elles sont fongueuses et compliquées de décollements. D'ailleurs les antécédents du malade et l'étude des autres accidents qu'il peut présenter ne permettent pas une longue erreur.

2° *Pronostic.* — Nous n'avons qu'à répéter ici ce que nous avons dit à propos du pronostic de la syphilide circonscrite.

§ III. — Troisième forme. — Syphilide papulo-vésiculeuse circonscrite.

La syphilide papulo-vésiculeuse circonscrite caractérisée par des éléments papuleux sur lesquels se développe une petite vésicule qui, après sa rupture, donne naissance à une squame grisâtre, peut se présenter sous trois aspects différents :

1° Les papulo-vésicules sont réunies en groupes, n'occupant qu'une seule région, ou disséminés sur plusieurs. C'est là l'éruption qui a été décrite par MM. Rayer, Gibert, Baumès, Cazenave, sous le nom d'*eczéma syphilitique*.

2° Les papulo-vésicules sont circulairement disposées. Elles doivent être considérées alors comme une forme de l'herpès syphilitique des willanistes; les autres formes n'étant, ainsi que nous l'avons déjà dit, que des manifestations aiguës de la dartre et de l'arthritis, ou des affections parasitaires. On distinguera l'herpès circiné syphilitique à ce que les anneaux sont en général irréguliers, les éléments éruptifs qui les forment écartés, les cercles souvent incomplets, etc.

3° Enfin, il est une autre variété très rare de la syphilide papulo-vésiculeuse circonscrite qui a été décrite par Erasmus Wilson, sous le nom de *syphilide en corymbes*, et que je n'ai eu l'occasion d'observer qu'une seule fois.

La malade, qui était atteinte de cette affection, portait sur la partie antérieure de la poitrine une large plaque lichénoïde confluente, formée par des granulations rapprochées, ou mieux par de petites papules rouges, les unes pleines, solides, exfoliées, les autres vésiculeuses à leur sommet.

Cette zone centrale était entourée par une autre zone dont les éléments papulo-vésiculeux étaient plus écartés; de sorte que l'ensemble de l'éruption offrait quelque chose de spécial et se rapprochait réellement de la disposition des corymbes. En raison de sa forme, cette variété est facile à reconnaître et ne saurait être prise pour un lichen arthritique ou parasitaire.

OBSERVATIONS DE SYPHILIDES CIRCONSCRITES.

Obs. I. — *Syphilide tuberculeuse de la face.*

Méniwarth (Guillaume), âgé de quarante ans, brasseur, entré le 3 avril 1858.

Cet homme jouit d'une bonne santé habituelle et présente tous les attributs du tempérament sanguin; embonpoint très prononcé; système musculaire très développé; cou volumineux et court. Jamais il n'a fait de maladie grave.

Il a eu sur la verge, il y a quatorze ans, un ulcère qui s'est cicatrisé en quinze jours sans aucun traitement.

A la suite il n'a eu ni bubons, ni céphalées, ni douleurs ostéocopes, et jamais il ne s'est aperçu de l'existence de taches ou de boutons sur le corps.

Le malade, très intelligent, et qui prend soin de sa personne, a été interrogé plusieurs fois à ce sujet, et toujours il a affirmé qu'avant l'éruption qu'il porte sur la face, il n'avait jamais eu ni taches ni boutons.

Celle-ci a débuté il y a deux ans, sur le nez, par des boutons rouges qui ont disparu au bout de cinq mois. C'est alors qu'il s'en est montré d'autres sur les joues, auprès des ailes du nez. Un an après les joues en étaient couvertes.

État actuel. — A la partie supérieure de la rainure du gland on voit encore bien la cicatrice plissée consécutive au chancre ; pas d'induration des ganglions dans aucune région. Pas de taches, pas de boutons, ni de cicatrices sur le corps.

En regardant le malade, on est tout d'abord frappé de la couleur rouge cuivré de la face, ainsi que de la tuméfaction notable qu'elle présente. Cette déformation du visage, due à la présence d'éléments tuberculeux, simulerait l'éléphantiasis des Grecs, si la couleur particulière de l'éruption, les caractères des tubercules et la présence de petites cicatrices blanchâtres, arrondies et déprimées ne rendaient toute confusion impossible.

Sur les deux joues, il existe une plaque rouge cuivré, dont le centre présente quelques tubercules disséminés, au milieu desquels on aperçoit de petites dépressions arrondies et d'un blanc mat, peu nombreuses. Chacune de ces plaques est limitée en dehors par un bourrelet tuberculeux demi-circulaire. Au-dessus de la racine du nez se trouve un groupe irrégulier formé par quelques tubercules, et quelques-uns de ces éléments sont aussi disséminés dans la barbe et sur la lèvre supérieure.

Le volume des tubercules est très variable. Les plus gros sont ceux des joues ; un certain nombre d'entre eux atteignent le volume d'une petite olive.

Ils sont presque tous recouverts d'une desquamation épidermique légère.

Traitement. — Tisane de salsepareille, deux cuillerées de sirop de bi-iodure ioduré. Bains sulfureux.

Sous l'influence de ce traitement, les parties malades se sont modifiées avec tant de rapidité, que déjà, au bout de huit jours, les deux bourrelets demi-circulaire dont nous avons parlé étaient à peine sensibles.

Le malade est sorti le 30 avril ; et à ce moment il n'y avait plus de tubercules sur les joues ; elles ne présentaient plus qu'une large surface d'un rouge cuivré sur laquelle étaient disséminés un grand nombre de petits points cicatriciels arrondis et d'un blanc mat.

Dans la barbe il restait encore quelques petits tubercules, qui, loin de présenter le volume qu'ils avaient à l'entrée du malade, ne formaient plus que des granulations squameuses à leur surface.

OBS. II. — *Syphilide tuberculeuse en groupes de la face et de l'épaule.*

Tixier (Marie), âgée de vingt-trois ans, confectionneuse, entrée le 14 mars 1858.

Cette malade nie tout antécédent syphilitique ; elle dit n'avoir jamais eu de boutons, ni aux parties génitales, ni sur le tronc et les membres. Cependant l'examen pratiqué au moyen du spéculum fait découvrir sur la lèvre postérieure du col une ulcération grisâtre, à bords taillés à pic, dont le pourtour est d'un rouge sombre.

Il y a un mois elle a commencé à éprouver des maux de tête violents. Ces maux de tête, dont elle se plaint encore maintenant, consistent tantôt dans un sentiment de lourdeur, tantôt dans des élancements très vifs, qui sont continuels et pas plus intenses le soir que dans la journée. Il y a cinq mois à peu près que cette malade a vu paraître sur la partie latérale gauche du nez des boutons qui ne donnaient lieu à aucune démangeaison, et se sont presque tous effacés au bout de trois mois. L'épaule a été envahie à peu près à la même époque par un groupe de ces boutons.

État actuel. — On voit, au niveau de la rainure qui sépare la joue gauche de l'aile du nez, un bouton de couleur rouge cuivré et entouré de trois tubercules de même couleur, mais beaucoup plus petits. Au-dessus des sourcils, de chaque côté, existe un groupe irrégulier de tubercules présentant les mêmes caractères.

La partie postérieure de l'épaule droite est occupée par un demi-cercle, dont la convexité regarde en dehors, et qui est formé par la réunion de tubercules d'un gris terne, recouverts d'une exfoliation grisâtre, aplatis, en voie de résolution, et au milieu desquels on trouve un grand nombre de taches brunâtres.

Traitement. — Tisane de salsepareille, deux cuillerées par jour de sirop de bi-iodure, bains simples. Cautérisation de l'ulcère du col.

Sortie le 6 avril.

Le groupe demi-circulaire de l'épaule ne présente plus que des taches brunâtres. Quant aux groupes de la face, ils sont restés stationnaires. L'ulcère du col est complètement cicatrisé.

OBS. III. — *Syphilide tuberculeuse circonscrite. Groupes disséminés sur les bras et les jambes.*

Baudrey (Flore), vingt-six ans, entrée le 7 août 1857.

Cette malade, mariée il y a dix-huit mois, dit avoir vu paraître quinze jours après son mariage, des boutons sur les grandes lèvres, boutons qui se sont bientôt ulcérés.

C'est un an après l'apparition de ces ulcérations que s'est développée l'éruption que nous allons décrire, sans avoir été précédée de céphalées ni de douleurs ostéocopes. Ces ulcérations n'ont, du reste, été traitées que localement, au moyen de la cautérisation avec le crayon de nitrate d'argent, par M. Piédagnel, dans le service duquel la malade était entrée à l'Hôtel-Dieu, et deux mois après le développement de l'éruption boutonneuse, qui était disséminée sur les membres, elle s'est présentée à la consultation de M. Lasègue, à l'hôpital de Lourcine. Ce dernier n'a prescrit que des bains simples, mais pas de traitement interne.

Actuellement, on trouve disséminés sur les bras et les jambes des groupes formés par des tubercules, disposés circulairement, dont la couleur cuivrée est caractéristique, et dont quelques-uns, en voie de résolution, sont affaissés et recouverts d'une fine desquamation épidermique d'un blanc grisâtre ; quelques-uns de ces groupes de tubercules squameux ont tout à fait l'aspect d'une plaque psoriasique. Ce sont de pareils groupes qui ont été décrits, ainsi que nous l'avons fait remarquer, sous le nom de *psoriasis syphilitique*, par les willanistes.

La malade ne présente aucun symptôme du côté de la gorge et des vaisseaux lymphatiques ; pas de céphalée ni de douleurs ostéocopes.

Traitement. — Tisane de salsepareille, édulcorée avec le sirop sudorifique ; une pilule de proto-iodure par jour. Bains alcalins.

Sortie le 11 septembre.

Obs. IV. — *Syphilide pustulo-crustacée circonscrite du cuir chevelu. Coexistence de taches de pityriasis versicolor sur le tronc.*

Rigaud (Joseph), âgé de quarante-quatre ans, menuisier, entré le 6 avril 1858.

Ce malade, habituellement bien portant, de haute taille, et bien musclé, ne présente aucun antécédent de scrofule, ni de toute autre maladie constitutionnelle.

En 1842, il a eu une blennorrhagie qui a persisté avec intensité pendant un mois et a été suivie d'un suintement uréthral accompagné de douleur en urinant. La blennorrhagie s'est montrée de nouveau il y a quatre ans et a donné lieu à un écoulement abondant, ainsi qu'à une orchite du côté gauche, pour lesquels le malade a été traité trois semaines dans le service de M. Puche.

Sept ou huit mois après sa sortie, espace de temps pendant lequel il n'avait pas cessé d'être sujet à un suintement uréthral et à de vives douleurs pendant la miction, il est entré dans le service de M. Ricord pour une recrudescence de l'écoulement blennorrhagique et une rétention d'urine. On a dilaté l'urèthre avec des bougies de différentes dimensions et pratiqué une cautérisation avec la sonde porte-caustique.

Le malade affirme, du reste, n'avoir jamais aperçu de chancres ni à la verge ni dans aucune autre région ; on n'a pas tenté l'inoculation du pus blennorrhagique lorsqu'il se trouvait dans les salles de l'hôpital du Midi. L'éruption du cuir chevelu, pour laquelle il vient réclamer nos soins, a débuté il y a trois ans par un petit bouton gros comme la tête d'une épingle, situé sur la partie médiane du cuir chevelu, et qui peu à peu s'est agrandi et s'est en même temps recouvert de croûtes brunâtres.

Peu après l'apparition de ce bouton, il s'en est développé d'autres, et depuis lors l'éruption a toujours persisté, disparaissant dans un point pour se montrer sur un autre.

Depuis le développement de ces boutons, le malade est sujet à des douleurs de tête qui consistent dans des élancements survenant par accès, dont la durée est quelquefois de trois ou quatre jours.

État actuel. — Le cuir chevelu présente une teinte violacée générale. De plus, il est parsemé de boutons, dont l'étendue est variable et la couleur violacée aussi. Ces boutons, dont le plus grand nombre présente la largeur d'une pièce d'un franc, et quelques-uns celle d'une pièce de deux francs, sont recouverts de croûtes d'un jaune brunâtre, dont les bords sont bien limités, et qui reposent sur une base dont l'induration inflammatoire est manifeste.

Cette éruption ne donne lieu à aucune démangeaison et n'occupe pas la partie postérieure du cuir chevelu.

Sur la paroi antérieure de la poitrine et de l'abdomen, et un peu sur la région dorsale, on voit de larges taches irrégulières, d'un brun jaunâtre, et légèrement squameuses, dont le malade fait remonter le début à huit ans.

Ce sont des taches de *pityriasis versicolor*, qu'on pourrait au premier abord prendre pour des macules syphilitiques. Il est évident que les auteurs qui ont décrit une syphilide maculeuse ont maintes fois commis une pareille erreur.

L'examen le plus attentif ne fait découvrir aucune cicatrice ni à la verge, ni à l'anus, ni dans d'autres régions ; on ne constate d'engorgement des ganglions que dans la région cervicale.

Traitement. — Deux cuillerées de sirop de bi-iodure ioduré, tisane de salsepareille.

Sorti le 4 juin. On ne trouve plus sur le cuir chevelu qu'une teinte violacée générale ; mais il n'y a plus ni croûtes, ni boutons.

Quant aux taches pityriasiques, elles n'ont subi aucune modification.

Obs. V. — *Syphilide pustulo-crustacée herpétiforme. Coexistence de psoriasis dartreux.*

Deschamps (Alfred), âgé de trente-huit ans, menuisier, entré le 11 mars 1858.

Le malade, quoique maigre et de petite taille, a le système musculaire très développé; il est d'une bonne santé habituelle et ne présente aucun antécédent scrofuleux. Il nous apprend que sa mère, actuellement vivante, et dont l'état général est d'ailleurs excellent, porte sur les membres des petites taches rouges recouvertes d'écailles blanchâtres.

En 1839, il a eu un premier chancre autour du méat, dont on voit encore la cicatrice, et qui a duré quatre mois. En 1853, il en a eu un second sur le dos de la verge, qui a duré trois semaines, et qui a laissé à cet endroit une cicatrice blanche arrondie, ayant à peu près l'étendue d'une pièce d'un franc.

Cet homme, qui dans ce moment était embarqué comme matelot sur un navire du commerce, n'a été soumis à aucun traitement interne; on s'est borné à quelques cautérisations de l'ulcère. Depuis cette époque, il affirme ne s'être jamais aperçu de la présence de taches sur le corps ni d'aucun accident du côté de la gorge; il n'a jamais éprouvé ni céphalées ni douleurs ostéocopes.

L'affection pour laquelle il entre dans nos salles a débuté dans la barbe, au niveau de la joue à gauche, par un petit bouton de la grosseur d'une tête d'épingle, qui bientôt s'est recouvert d'une croûte jaunâtre.

Peu à peu l'éruption s'est étendue de manière à présenter l'aspect que nous allons décrire.

État actuel. — La tempe et la joue gauche sont occupées par une large plaque d'un rouge sombre, dont le centre est parsemé d'un grand nombre de petits points arrondis d'un blanc mat et dont le bourrelet circonférentiel, de forme circulaire, touche à l'angle externe du sourcil gauche et passe par le pavillon de l'oreille pour rejoindre l'angle du maxillaire. Ce bourrelet est formé par une réunion de pustules recouvertes de croûtes jaunâtres, et dont quelques-unes présentent une base indurée. Ce cercle croûteux est continu dans les points où les pustules sont confluentes, et interrompu de distance en distance, dans les points où elles sont discrètes.

Outre cette éruption de syphilide pustulo-crustacée herpétiforme, le malade porte sur les membres des taches de *psoriasis guttata* d'un rouge jaunâtre et dont les squames sont d'un gris terne; au niveau des genoux et des coudes, il y a un épaississement de la peau et un état squameux très prononcé. Sur le cuir chevelu, on trouve plusieurs plaques d'un rouge sombre et recouvertes de squames grisâtres et épaisses.

Ces gouttes de psoriasis, qui, au dire du malade, existent depuis une dizaine d'années, doivent être, malgré leur coloration et l'aspect terne des squames, regardées comme une manifestation de la diathèse dartreuse, coexistant avec la manifestation syphilitique dont nous avons plus haut donné la description.

Traitement. — Tisane de salsepareille, deux cuillerées par jour de sirop de bi-iodure ioduré.

Sorti le 1er mai. Le psoriasis n'a subi aucune modification ; quant à la syphilide, on remarque qu'un grand nombre de pustules ont disparu et ont été remplacées par de petites dépressions arrondies blanches et déprimées; aussi ne voit-on plus que des débris du cercle croûteux, sous forme de deux arcs de cercle, l'un au niveau du sourcil gauche, l'autre au niveau de la barbe. Ce résultat du traitement démontre clairement que ce psoriasis ne dépend nullement de la maladie syphilitique.

CHAPITRE III.

SYPHILIDES ULCÉREUSES.

A. — Nosographie.

Les syphilides ulcéreuses marquent le troisième temps de l'évolution de la vérole secondaire, et appartiennent à la deuxième des grandes classes de syphilides que nous avons admises.

Nous pourrions, comme nous l'avons fait pour les syphilides résolutives, les diviser en éruptions précoces et éruptions tardives. Mais la syphilide ulcéreuse précoce, rare d'ailleurs, ne s'observe que dans la syphilis maligne.

On entend par syphilide ulcéreuse, un ulcère de la peau ou des membranes muqueuses précédé d'un bouton sec ou humide. Cet ulcère laisse, après la guérison, des cicatrices indélébiles dont nous tracerons plus bas les caractères. En sorte que la syphilide ulcéreuse présente dans son évolution trois phases successives, bouton, ulcère et cicatrice. Les boutons se développent tantôt dans la partie moyenne de la peau, tantôt dans sa partie profonde.

Ceux qui naissent dans la partie moyenne de la peau sont secs ou humides ; dans le premier cas, ce sont des tubercules violacés ; dans le second, de petites bulles de rupia, ou des pustules d'ecthyma, ou des pustules confluentes d'impétigo.

Ceux qui viennent de la partie profonde se constituent des tumeurs arrondies, d'abord mobiles sous la peau avec laquelle elles contractent plus tard des adhérences ; décrits par les auteurs sous le nom de tubercules sous-cutanés, ils doivent être considérés comme de véritables tumeurs gommeuses du tégument externe.

Cette première période est généralement très courte, et le bouton *initial* se transforme rapidement en ulcère. Le tubercule, en effet, vient à peine de paraître que déjà son sommet s'enflamme et est envahi par l'ulcération ; la pustule initiale, soit ecthymatique, soit impétigineuse, s'est à peine développée que déjà le liquide purulent qu'elle renferme s'est fait jour au dehors et a donné naissance à des croûtes qui recouvrent des parties ulcérées.

L'ulcère, une fois formé, sécrète un pus jaune verdâtre très épais qui se concrète facilement et produit des croûtes plus ou moins étendues, caractérisées par leur couleur noire, leur aspect bombé au centre, et l'enchâssement de leurs bords. Souvent imbriquées, ces croûtes peuvent prendre une disposition nummulaire, ou s'étendre sous forme de bandes sur de très larges surfaces ; lorsqu'on vient à exercer une pression sur elles, on voit suinter le pus entre leurs bords et ceux de l'ulcère.

Entouré d'une auréole violacée, l'ulcère qu'elles recouvrent, dont l'étendue et la profondeur sont variables, est remarquable par son fond grisâtre ou gris jaunâtre, et par ses bords nettement découpés.

Lorsqu'on vient à provoquer la chute des croûtes, celles-ci se reforment avec une grande rapidité, à cause de la facilité avec laquelle le pus se concrète.

C'est là un caractère important à signaler, car dans un cas douteux il peut déceler la nature syphilitique d'une ulcération.

A l'ulcère succède une cicatrice profonde, déprimée, régulière ou sillonnée par des brides nombreuses. D'abord violacée, elle devient ensuite brunâtre, puis blanche, et présente quelquefois des arborisations vasculaires. La décoloration de la cicatrice commence par le centre et s'étend graduellement du centre à la circonférence.

B. — Séméiotique.

1° *Diagnostic*. — C'est avec le cancer et les manifestations ulcéreuses de la scrofule, que les syphilides ulcéreuses peuvent être confondues. Pour arriver au diagnostic, on devra tenir compte des caractères objectifs des affections, des antécédents du malade et des phénomènes concomitants. Nous insisterons d'ailleurs sur cette partie importante de la séméiotique dans les paragraphes suivants, dans lesquels nous tracerons l'histoire de chacune des formes de la syphilide ulcéreuse.

2° *Pronostic*. — Le pronostic de la syphilide ulcéreuse est plus sérieux que celui des syphilides dont nous avons parlé précédemment. D'abord elle décèle une atteinte plus profonde portée à la constitution par la diathèse syphilitique. Puis, comme affection locale, elle est plus grave, et peut amener la mort non-seulement par suite de la débilitation générale qu'elle détermine, mais encore par les accidents inflammatoires ou gangréneux dont il n'est pas rare de la voir se compliquer.

C'est à tort qu'on a voulu attribuer ce caractère de malignité de certaines syphilides ulcéreuses à la mauvaise constitution du malade ; elle ne reconnaît pas d'autre cause que le génie même de la maladie.

Nous distinguerons trois formes de syphilides ulcéreuses :
1° La syphilide puro-vésiculeuse ;
2° La syphilide tuberculo-ulcéreuse ;
3° La syphilide gommeuse.

§ I. — Première forme. — Syphilide puro-vésiculeuse.

A. — Nosographie.

Sous le nom de syphilide puro-vésiculeuse, nous décrirons quatre affections de la nomenclature de Willan : le *pemphigus neo-natorum*, le rupia, l'ecthyma profond, et l'impétigo confluent.

1° *Pemphigus*. — Le pemphigus syphilitique, syphilide *pustulante pemphigoïde* d'Alibert, pourrait survenir, suivant cet auteur, chez les adultes d'un tempérament irritable, et chez les nouveau-nés. Niée par Krauss, admise ensuite par MM. Paul Dubois, Depaul et Cazenave, la nature syphilitique du pemphigus des nouveau-nés a été mise en doute par M. Bassereau.

Je partage complétement les doutes de M. Bassereau, et ce n'est pas seulement la syphilide bulleuse des nouveau-nés, mais encore celle des adultes, dont je conteste l'existence. En effet, les seuls signes objectifs du pemphigus syphilitique qu'on ait donnés, sont le siége de l'affection à la paume des mains et à la plante des pieds, la rupture des bulles suivie de l'ulcération du derme, la couleur de l'auréole qui entoure les bulles. Or, ces caractères se rencontrent dans le pemphigus arthritique, ainsi que j'ai eu souvent l'occasion de le constater ; lors même qu'avec l'éruption bulleuse coexisteraient d'autres éruptions manifestement vénériennes, ce n'est pas une raison suffisante pour admettre qu'elle est syphilitique.

2° *Rupia et ecthyma profond.* — Comme il est difficile de savoir si l'affection a débuté par une seule vésico-pustule, ou par un groupe de ces éléments éruptifs, nous décrirons dans un même paragraphe le rupia et l'ecthyma profond.

La vésico-pustule, qui caractérise au début la variété dont nous nous occupons, ne tarde pas à se rompre ; le pus qu'elle contient se concrète et forme une croûte épaisse, humide et verdâtre, qui plus tard devient sèche et brune. Bientôt apparaît autour d'elle un soulèvement épidermique dont la rupture donne naissance à une autre croûte concentrique à la première ; celle-ci est bientôt entourée d'une troisième, et ainsi de suite, de sorte qu'au bout d'un certain temps les croûtes de rupia sont imbriquées, et présentent la forme d'un cône dont le sommet est constitué par la croûte qui a paru la première.

Elles sont enchâssées dans les bords d'un ulcère sous-jacent dont le fond est grisâtre et les bords taillés à pic. Lorsque celui-ci tend à la guérison, les croûtes qui le recouvrent deviennent sèches, et elles finissent par tomber laissant à nu une surface d'un rouge sombre ou violacé qui prend ensuite une teinte jaune cuivré, présente une abondante exfoliation épidermique à sa surface et disparaît pour faire place à une cicatrice arrondie, d'un blanc mat et déprimée.

Il est important de noter que la syphilide puro-vésiculeuse porte souvent une atteinte profonde à la constitution des malades, et que ceux-ci sont alors dans un état cachectique très avancé, qu'on observait plus fréquemment dans la grande épidémie du xve et du xvie siècle que maintenant, état bien propre à frapper les gens du monde et même les médecins peu habitués à fréquenter l'hôpital Saint-Louis.

3° *Syphilide ulcéreuse débutant par de l'impétigo confluent.* — La syphilide ulcéreuse ne débute pas toujours par des pustules de rupia ou d'ecthyma profond; elle commence quelquefois par des groupes d'impétigo confluent.

Dans ce dernier cas, on voit paraître d'abord une tache rouge sur laquelle se développent de petites pustules, dont la rupture est suivie de croûtes épaisses, verdâtres, présentant tous les caractères sur lesquels nous avons insisté précédemment, et reposant sur un ulcère dont l'évolution est celle de l'ulcère qui appartient à la variété que nous venons de décrire.

B. — Séméiotique.

1° *Diagnostic.* — Après ce que nous avons dit du pemphigus syphilitique, et du peu de valeur des signes objectifs qu'on lui a assignés, nous n'avons rien à ajouter quant au diagnostic.

Le rupia scrofuleux a été souvent confondu avec le rupia syphilitique. Pour éviter l'erreur, on devra tenir compte de la couleur de l'auréole qui entoure les croûtes et les ulcères; cette dernière est d'un rouge sombre cuivré dans la syphilide puro-vésiculeuse, et d'un rouge pâle dans le rupia scrofuleux. L'ulcère dans cette dernière affection est fongueux, présente des bords décollés; tandis que dans le rupia syphilitique il a des bords coupés nettement et un fond grisâtre.

Enfin les cicatrices sont tout à fait différentes dans les deux affections : celles du rupia scrofuleux sont saillantes, d'un blanc rosé, souvent comme kéloïdiennes; celles du rupia syphilitique sont au contraire arrondies, déprimées et d'un blanc mat.

2° *Pronostic.* — Après cette description, il est inutile de faire remarquer la gravité de la syphilide puro-ulcéreuse.

§ II. — Deuxième forme. — Syphilide tuberculo-ulcéreuse.

A. — Nosographie.

Cette forme comprend deux variétés : la syphilide tuberculo-crustacée ulcéreuse, et la tuberculo-crustacée serpigineuse.

PREMIÈRE VARIÉTÉ. — *Syphilide tuberculo-crustacée ulcéreuse.* — La syphilide tuberculo-crustacée ulcéreuse est caractérisée par des tubercules qui s'ulcèrent promptement, détruisent les parties molles, et souvent n'épargnent pas les os sous-jacents.

Bien que dans un certain nombre de cas on l'observe sur le tronc et les membres, elle est plus fréquente à la face où elle attaque principalement les lèvres et les ailes du nez.

Elle débute par des tubercules indolents dont la disposition circulaire devient un signe très important dans le diagnostic de l'affection. Ces tubercules s'enflamment bientôt, et présentent à leur sommet des points purulents qui se réunissent pour former une croûte unique.

Cette croûte, verdâtre, très épaisse, rugueuse, recouvre une ulcération dont les bords arrondis, taillés en emporte-pièce, sont durs et violacés ou d'un rouge sombre, et dont le fond, inégal et grisâtre, est baigné par un pus très épais qui forme çà et là à sa surface des masses concrètes.

Si, par un moyen quelconque, on provoque la chute de cette croûte, une autre se reforme aussitôt, et l'ulcération, faisant toujours des progrès en profondeur, peut amener d'importantes destructions, celles des ailes du nez, de la voûte palatine, par exemple, qui sont les plus fréquentes.

D'une durée généralement fort longue, cette affection s'étend par le développement de nouveaux tubercules, qui sont suivis de nouvelles croûtes, et qui presque toujours, groupés circulairement, donnent au contour des parties malades une disposition arrondie dont nous avons plus haut signalé l'importance au point de vue du diagnostic.

Lorsque sous l'influence d'un traitement rationnel, la syphilide tuberculo-ulcéreuse est enrayée dans sa marche, et que la tendance vers la guérison se manifeste, l'ulcère perd peu à peu l'aspect qui le caractérise : son fond devient rouge granuleux, ses bords s'affaissent ; il prend l'apparence d'une plaie simple, et les croûtes verdâtres, épaisses, humides, dont il était couvert d'abord, sont remplacées par des croûtes plus sèches, qui tombent bientôt elles-mêmes pour ne plus se reproduire.

Enfin cet ulcère est remplacé par une cicatrice qui, d'abord d'un rouge sombre ou cuivré, puis brunâtre, devient blanche et déprimée ; quelquefois elle est parcourue par des arborisations vasculaires et par des brides. Il n'est pas rare de rencontrer, au milieu des larges plaques cicatricielles consécutives à l'évolution de la syphilide tuberculo-ulcéreuse, des points plus déprimés et d'un blanc plus mat, qui correspondent à autant d'éléments tuberculeux dans la période initiale.

DEUXIÈME VARIÉTÉ. — *Syphilide tuberculo-crustacée serpigineuse.* — La syphilide serpigineuse, dont on trouve une excellente description dans le livre de M. Rayer, se définit par sa marche. En effet, les ulcérations qu'elle détermine, consécutives comme dans la forme précédente, à des poussées tuberculeuses, s'étendent d'un côté pendant qu'elles se cicatrisent de l'autre, et labourent ainsi des régions très étendues, affectant tantôt la forme d'une bande circulaire ou spirale, tantôt celle d'une lettre de l'alphabet, d'un E, d'un T ou d'un V.

La syphilide serpigineuse a pour siège de prédilection le

pourtour des articulations, le dos, les épaules et la face, où pourtant la scrofulide maligne crustacée ulcéreuse est beaucoup plus fréquente. Elle débute généralement par un groupe de gros tubercules violacés ou d'un rouge livide ; ces tubercules donnent naissance à un ulcère profond, grisâtre, dont les bords violacés sont durs et taillés à pic, et qui se cicatrise en totalité ou en partie. Bientôt de nouveaux éléments éruptifs apparaissent du côté où il n'y a pas encore de cicatrice, ou, si celle-ci est complète, du côté où les derniers tubercules se sont développés.

S'avançant ainsi par une de ses extrémités, l'ulcération trace un véritable sillon qui enlace toute une région, ou la circonférence d'un membre. Ce sillon est recouvert de croûtes épaisses d'un brun verdâtre, interrompues çà et là par des surfaces ulcérées baignées de pus, par des cicatrices profondes, et par des portions de peau qui ont échappé à la destruction.

Mais ce n'est pas toujours ainsi que progresse la syphilide serpigineuse : au lieu de s'étendre par une de ses extrémités, l'ulcère s'avance par un de ses bords, tandis que l'autre se cicatrise. La durée de cette affection est toujours très longue, et lorsque la guérison s'opère, le fond des ulcères s'élève, devient granuleux et sécrète un pus moins abondant et moins consistant ; ses bords, durs et taillés à pic, s'affaissent, et enfin la cicatrice se forme.

Généralement inégale, sillonnée de brides inodulaires, cette cicatrice est le plus souvent déprimée par places ; elle présente d'abord une couleur rouge sombre qui devient brunâtre, et enfin blanc mat lorsqu'elle est ancienne.

B. — Séméiotique.

1° *Diagnostic.* — La syphilide tuberculo-ulcéreuse peut

être confondue avec la scrofulide maligne crustacée ulcéreuse, et avec certaines formes du cancer.

La couleur des éléments éruptifs, qui sont violacés ou présentent une teinte rouge cuivré ; l'aspect grisâtre des ulcérations, la forme circulaire de leurs bords qui sont taillés à pic, les caractères particuliers du pus qui est très consistant et forme des croûtes d'un brun verdâtre épaisses et rugueuses ; l'aspect particulier des cicatrices blanc mat déprimées, brunâtres à leur pourtour, constituent autant de signes dont l'ensemble permettra de distinguer facilement la syphilide ulcéreuse de la scrofulide crustacée ulcéreuse.

Plus souvent qu'on ne pense, la syphilide tuberculo-ulcéreuse a été prise pour un cancer. C'est surtout à la face que des chirurgiens ont enlevé de prétendus cancroïdes dont l'iodure de potassium aurait promptement fait justice. Une telle erreur sera facilement évitée si on examine avec attention les caractères des ulcérations, leur forme, l'aspect des cicatrices, etc.

Quant à la syphilide serpigineuse, elle doit être distinguée du chancre phagédénique et de la scrofulide maligne à forme serpigineuse. Mais le chancre phagédénique a généralement pour point de départ un bubon ulcéré de l'aine, ou un ulcère des parties génitales. Il sécrète un pus inoculable, moins consistant que celui de la syphilide serpigineuse. Aussi n'est-il pas, comme l'ulcère qui appartient à cette affection, recouvert de ces croûtes épaisses d'un brun verdâtre dont nous avons parlé plus haut. De plus, il ne présente jamais aucun élément tuberculeux, et, quelle que soit son étendue, il n'est jamais interrompu par des portions de peau saine, comme l'ulcère de la syphilide serpigineuse. La scrofulide serpigineuse, se distingue de la syphilide serpigineuse par ses bords violacés et décollés, par l'état fongueux de la surface ulcérée, par le peu de consistance du pus, et par sa cicatrice bridée comme celle de la brûlure.

La forme que nous venons de décrire dans ces deux variétés ulcéreuse et serpigineuse, n'a pas toujours pour élément primitif le tubercule : quelquefois elle débute par une pustule, mais les phénomènes consécutifs à la pustule étant les mêmes que ceux qui succèdent au tubercule, il n'y a pas lieu de décrire à part les syphilides pustulo-crustacée ulcéreuse et pustulo-crustacée serpigineuse.

2° *Pronostic.* — Nous renvoyons pour le pronostic de la syphilide tuberculo-ulcéreuse, à ce que nous avons dit du pronostic de la syphilide ulcéreuse en général.

§ III. — Troisième forme. — Syphilide gommeuse.

A. — Nosographie.

Je n'ai pas l'intention de m'étendre longuement sur cette forme particulière dont j'ai déjà parlé avec détails dans mes leçons sur la scrofule.

Désignées généralement sous le nom de tubercules sous-cutanés, très bien décrites par M. Rayer, dans le paragraphe de son *Traité des maladies de la peau*, qu'il consacre aux tubercules syphilitiques ulcérés, les gommes cutanées sont assez fréquentes. Elles peuvent être disséminées sur une grande étendue du corps ou disposées en groupes sur une ou plusieurs régions ; aussi en avons-nous admis deux variétés : la syphilide gommeuse éparse, et la syphilide gommeuse en groupes.

Les gommes de la peau présentent dans leur évolution deux périodes bien distinctes : elles forment d'abord des tumeurs qui roulent sous le doigt, et paraissent tenir à la partie profonde du derme par un pédicule étroit ; leur volume peut varier depuis celui d'un pois jusqu'à celui d'une petite noix.

Lorsqu'elles doivent s'ulcérer, ce qui n'arrive pas toujours, la peau qui les recouvre devient violacée, contracte des adhérences avec elles, leur centre se ramollit, et bientôt l'ulcération se forme.

Cet ulcère taillé comme à l'emporte-pièce, et entouré d'une auréole violacée, est généralement arrondi, l'orifice en est plus étroit que le fond qui est recouvert par une matière jaunâtre concrète, sorte de bourbillon dont la présence est caractéristique. Lorsque ces tumeurs gommeuses sont réunies en grand nombre sur une région, les ulcérations partielles que nous venons de décrire se rencontrent et donnent naissance à des ulcères irréguliers dont l'étendue est variable ; la peau de cette région est uniformément violacée et présente çà et là des bosselures de même couleur, les unes dures et les autres d'une grande mollesse.

Lorsque la guérison s'opère, le fond des ulcères s'élève, la matière concrète se détache, et enfin il se forme une cicatrice arrondie déprimée, blanche au centre, et brunâtre au pourtour.

Nous ne reviendrons pas ici sur les signes différentiels des gommes de la peau et des écrouelles glandulaire et cellulaire que nous avons exposés dans le diagnostic des affections de la quatrième période de la syphilis.

B. — Séméiotique.

1° *Diagnostic*. — La syphilide gommeuse peut être confondue avec la syphilide tuberculo-ulcéreuse. Mais, dans cette dernière affection, les éléments éruptifs ne sont presque jamais isolés, et ils se groupent en demi-cercle, en fer à cheval, etc., ce qui n'a pas lieu pour la syphilide gommeuse.

2° *Pronostic.* — Nous n'avons rien à ajouter à ce qui a été dit du pronostic de la syphilide ulcéreuse en général.

Obs. I. — *Syphilide puro-vésiculeuse (rupia syphilitique).*

Briancon (Benjamin), âgé de vingt-huit ans, cocher à la ferme impériale de Rambouillet, entré le 20 juin 1858.

Ce malade ne présente aucun antécédent de scrofule, jamais il n'a eu de maladie grave. D'une constitution excellente, il jouissait d'une très bonne santé, lorsque, au commencement d'avril, quelques jours après s'être exposé à la contagion, il vit paraître sur le gland un petit bouton qui s'est bientôt ulcéré. Il a alors consulté un pharmacien de Rambouillet qui a cautérisé l'ulcère avec du nitrate d'argent, et prescrit à l'intérieur des pilules mercurielles.

Au commencement du mois de mai, le chancre était cicatrisé, et le malade suspendit le traitement, mais alors apparurent sur le front des petits boutons rouges, d'abord peu nombreux, qui se sont bientôt multipliés, se sont ulcérés et recouverts d'une croûte brunâtre.

A la fin du mois de mai, l'éruption boutonneuse avec les mêmes caractères avait envahi le tronc et les membres. En même temps que se montraient les premières pustules, le malade a commencé à souffrir d'un mal de gorge qui n'a fait que s'aggraver et bientôt a déterminé, outre une altération notable de la voix, une impossibilité presque complète d'avaler.

Sentant tous les jours ses forces décliner, et inquiet d'un état d'amaigrissement qui faisait de rapides progrès, il alla consulter le médecin de la ferme impériale de Rambouillet; ce dernier lui conseilla d'entrer à l'hôpital Saint-Louis où il fut reçu dans nos salles le 20 juin 1858.

État actuel. — Cet homme est profondément débilité; dans tous les points où il n'y a pas de pustules, sa peau présente un aspect terne, une teinte mate très prononcée; sa maigreur est extrême; les membres paraissent grêles, les traits de la face sont effilés. Sa faiblesse est si grande qu'il ne peut pas se tenir debout.

Son corps est couvert d'une éruption croûteuse confluente sur les membres, la face et le cuir chevelu, et discrète sur le tronc. Cette éruption consiste dans des plaques ulcéreuses arrondies, dont l'étendue varie depuis celle d'une pièce d'un franc jusqu'à celle d'une pièce de cinq francs. Dans quelques points, ces plaques arrondies se sont réunies pour former de larges surfaces, notamment aux jambes et au front.

Ces surfaces ulcérées sont recouvertes de croûtes d'un brun verdâtre, humides, coniques, imbriquées, ayant en un mot l'apparence de patelles;

et entourées par une auréole de couleur rouge sombre ou violacée. Ces croûtes, qui, lorsqu'elles viennent à tomber, se reproduisent presque tout de suite, au dire du malade, présentent çà et là, quelques fentes à travers lesquelles on voit sourdre des gouttelettes d'un pus très consistant; autour de la base de quelqu'une d'entre elles, il y a un anneau formé par de l'épiderme que soulève un liquide purulent.

A la partie supérieure du gland, la cicatrice du chancre est très manifeste, mais il n'y a plus d'induration.

A l'aine, à l'aisselle, au cou, à l'épitrochlée, les ganglions engorgés forment de petites tumeurs qui roulent sous le doigt. Les amygdales sont le siége d'une ulcération grisâtre dont les bords sont nettement découpés. Les piliers du voile du palais, le voile lui-même et le fond du pharynx ont une teinte rouge sombre, la voix du malade est enrouée, et quoique ayant conservé de l'appétit, il est obligé de manger très peu, à cause de la douleur extrême que produit la déglutition. Le 21 juin on prescrit du sirop de bi-iodure, deux cuillerées par jour, et de la tisane de salsepareille.

Mais on est obligé, trois jours après, d'interrompre le traitement à cause d'une diarrhée assez abondante qui vient compliquer cet état général déjà si grave. On remplace alors le bi-iodure par les toniques, quinquina, vin de quinquina, vin de Bagnols, et ce traitement est continué pendant le mois de juillet. Au commencement d'août, on reprend l'usage du bi-iodure tout en conservant les toniques. La diarrhée qui avait tout à fait disparu à la fin de juillet, a repris pendant toute la première quinzaine de septembre, et il a fallu de nouveau suspendre le bi-iodure. Si intense à l'entrée du malade, le mal de gorge n'a conservé sa première intensité que jusque dans le milieu du mois de septembre : depuis cette époque la déglutition est assez facile, mais la voix reste toujours un peu enrouée.

Quant à l'éruption, elle présentait le 23 août, à un nouvel examen détaillé du malade, des modifications assez remarquables ; le front n'était plus croûteux ; il était occupé par une large plaque de couleur rouge cuivré, au milieu de laquelle on voyait une surface arrondie profondément déprimée et de couleur blanc mat.

Sur les membres, et principalement sur la poitrine, un certain nombre des disques ulcéreux et croûteux dont nous avons parlé, n'étaient plus recouverts de croûtes ; leur surface présentait trois zones de coloration différente. Le centre tendait à prendre une teinte blanchâtre, le milieu était violacé et le pourtour brunâtre.

Depuis ce moment, cette transformation a continué à s'opérer, et à la fin du mois de décembre, époque à laquelle nous avons été obligé de clore l'observation, c'est à peine si l'on trouvait sur le corps du malade quelques petites croûtes brunes et sèches.

Sur les membres, mais surtout sur le tronc, un certain nombre de pustules étaient complétement cicatrisées, c'est-à-dire se présentaient sous la forme d'une dépression circulaire d'un blanc mat, arrondie et entourée d'une auréole brunâtre ; d'autres formaient encore les trois zones diversement colorées dont nous avons parlé plus haut. Nous devons ajouter que, vers la fin du mois de septembre, ces éléments en voie de cicatrisation se sont recouverts d'une desquamation blanchâtre très abondante sur la face, et sur le tronc ; les disques squameux de la poitrine et de la région dorsale simulaient alors parfaitement les cercles de la *lepra vulgaris*. Ces squames n'existent plus maintenant (fin de décembre), sur la face et le tronc, parce qu'on n'y trouve plus guère que des cicatrices, mais il y en a sur les plaques des membres qui sont en voie de cicatrisation. L'état général du malade, qui a longtemps inspiré de grandes inquiétudes, a commencé un peu à s'améliorer ; la faiblesse n'est plus si grande, la face a meilleur aspect, mais la maigreur est encore très prononcée et il faudra longtemps avant que le malade ait recouvré complétement la santé.

Cette observation est un exemple remarquable de syphilide ulcéreuse survenant de suite après l'accident primitif.

L'état général si grave du malade, cette évolution précoce de la syphilide ulcéreuse, nous montrent qu'il s'agissait là d'un de ces cas de syphilis maligne fréquents au xv° et au xvi° siècles, si rares maintenant.

Obs. II. — *Syphilide tuberculo-crustacée ulcéreuse.*

Valère (Joseph), âgé de cinquante-huit ans, garçon maçon, entré le 24 janvier 1858.

Cet homme jouit d'une bonne santé habituelle. Dans son enfance, il a eu, dit-il, la tête pleine de croûtes ; c'est le seul renseignement qu'il puisse nous donner sur ses antécédents. Jamais il n'avait eu de maladie grave, lorsqu'à l'âge de cinquante ans, il fut attaqué d'une paralysie des membres inférieurs qui a duré à peu près six mois, et à laquelle on n'a opposé que les saignées répétées. Il affirme n'avoir jamais eu ni chancre, ni blennorrhagie, et dit n'avoir jamais souffert de maux de tête, de douleurs dans les membres, et ne s'être jamais aperçu qu'il eût des taches ou des boutons sur le corps.

L'examen des parties génitales et de l'anus, de la bouche et du fond de la gorge, fait avec le plus grand soin, n'a pas permis de découvrir de cicatrice.

État actuel. — La partie supérieure du moignon de l'épaule droite est occupée par une plaque dont les bords affectent la forme d'un fer à cheval, et qui est constituée par un tissu cicatriciel blanchâtre bridé et déprimé par places, ainsi que par des ulcérations arrondies dont les bords sont durs, taillés à pic, et le fond grisâtre; quelques-unes de ces ulcérations se réunissent et forment des ulcères à contours arrondis.

Sur la partie antérieure du bras, et sur la partie supérieure et interne de l'avant-bras, on remarque deux plaques cicatricielles déprimées.

Traitement. — Tisane de salsepareille, édulcorée avec le sirop sudorifique; sirop de bi-iodure, deux cuillerées; pansement simple.

Sorti le 26 février 1858. Sous l'influence du traitement que nous venons d'indiquer, la plupart des ulcérations signalées plus haut sont converties en cicatrice et forment sur la plaque cicatricielle centrale autant de places blanches déprimées; quelques-unes sont encore recouvertes de croûtes jaunâtres bien limitées.

OBS. III. — *Syphilide tuberculo-crustacée ulcéreuse (Lupus syphilitique).*

Minant (Aimée), âgée de trente et un ans, marchande des quatre saisons, entrée le 26 mars 1858.

Antécédents. — Son père est mort des suites d'un accident; sa mère âgée de soixante-cinq ans, est atteinte d'une affection, que nous croyons d'après ce que nous rapporte la malade, être un catarrhe pulmonaire avec emphysème ; elle a deux frères qui n'ont jamais présenté d'accident qu'on pût rattacher à aucune diathèse; une de ses sœurs est morte pthisique à l'âge de dix-neuf ans.

Antécédents du sujet. — Elle n'a pas eu de gourmes, de maux d'oreille dans son enfance; mais, à l'âge de huit ans, elle a souffert d'une ophthalmie qui a duré trois mois. Depuis ce moment elle était très bien portante, lorsqu'il y a dix ans il lui survint aux parties génitales une ulcération qui ne s'est cicatrisée qu'au bout de trois mois.

Elle a eu six enfants ; le dernier enfant dont elle a accouché il y a cinq ans est mort en venant au monde; les cinq autres sont morts aussi l'un à cinq ans, le second à dix-huit mois, le troisième à trois ans, le quatrième à cinq ans, et le cinquième à treize ans.

Il y a cinq ans, elle a été prise de douleurs de tête très violentes et continuelles qui l'ont tourmentée pendant quatre mois, se faisant sentir avec la même intensité le jour et la nuit; elle n'a pas éprouvé de douleurs dans les membres, ni perdu les cheveux ; elle dit aussi ne pas s'être aperçue qu'elle eût des taches ou des boutons sur le corps.

Il y a deux ans, un petit bouton, qui s'est recouvert bientôt d'une croûte brunâtre, s'est développé au niveau du sillon qui sépare la lèvre de la joue du côté droit ; il ne donnait lieu à aucune douleur ni à aucune démangeaison ; d'autres boutons se sont ensuite montrés sur la portion droite de la lèvre supérieure, et sur la joue droite ; les parties malades envahies par cette éruption étaient, dit-elle, dures, d'un rouge jaunâtre, et couvertes de croûtes jaunes très épaisses.

Pour tout traitement, elle n'a employé pendant cinq mois qu'une pommade caustique qui lui avait été conseillée par un médecin.

Quinze jours après l'apparition du petit bouton dont nous venons de parler, il s'est formé sur la partie postérieure de la voûte palatine une petite tumeur qui s'est ulcérée au bout de sept mois.

Une autre tumeur, de la grosseur à peu près d'une noisette, comme la précédente, s'est montrée à la partie antérieure du palais, il y a un an, et s'est ulcérée au bout de quinze jours. La malade dit que depuis cette époque il est sorti au moins cinq ou six fois des petits os par cette plaie.

État actuel. — La joue droite est occupée entièrement par un tissu cicatriciel bridé, semblable à celui qui succède à une brûlure ; l'aile du nez est détruite, et au-dessous de la paupière inférieure il existe encore une petite ulcération qui n'a plus l'aspect syphilitique. Sur la voûte du palais on trouve deux ulcères arrondis, l'un en avant, l'autre en arrière ; le premier présentant une petite perforation. Ces deux ulcères sont entourés par une zone de couleur rouge cuivré, leur fond est grisâtre et leurs bords sont nettement coupés. Le système ganglionnaire n'est pas engorgé ; pas de taches ni de boutons sur le corps.

Traitement.—Tisane de salseparreille, sirop de bi-iodure, bains simples tous les deux jours. Une cautérisation au nitrate d'argent sur l'ulcère situé au-dessous de la paupière inférieure. Cautérisation des ulcères du palais avec le perchlorure de fer.

Sortie le 12 avril sur sa demande.

La plaie située au-dessous de l'œil est cicatrisée complétement ; les surfaces ulcérées de la voûte du palais présentent un meilleur aspect ; elles ne sont plus grisâtres comme lors de l'entrée de la malade.

OBS. IV. — *Syphilide tuberculo-crustacée ulcéreuse (Lupus syphilitique).*

Conneaux (Marie), vingt-cinq ans, domestique, entrée salle Sainte-Foy le 6 novembre 1858.

Antécédents. — D'une bonne santé habituelle, ne présentant aucun antécédent diathésique, cette malade a eu, il y a trois ans et demi, sur les parties génitales un bouton ulcéré. Un médecin a cautérisé ce bouton qui a disparu au bout d'un mois, époque à laquelle est survenue une éruption de plaques muqueuses. La malade est entrée alors dans le service de M. Cullerier à Lourcine, et a été traitée par l'usage interne de la liqueur de Van-Swieten. Les plaques muqueuses ont été cautérisées plusieurs fois avec le nitrate d'argent. Au bout de trois semaines, elle est sortie du service n'ayant plus de plaques muqueuses, et ne souffrant ni de céphalées, ni de douleurs ostéocopes.

Il y a deux ans, apparition sur la face d'une éruption de boutons dont la durée a été d'un mois, et qui a été précédée de violents maux de tête. L'année suivante, autre éruption sur la face interne des bras de petits boutons qui ont persisté pendant quatre à cinq mois, et ont laissé après leur disparition de petites taches roses, dont la durée a encore été très longue.

Il y a treize mois, apparition sur l'aile du nez, d'un bouton dur rouge qui au bout de trois mois s'est ulcéré et recouvert de croûtes brunâtres. La malade est restée à cette époque sept semaines dans le service de M. Huguier, qui a prescrit un traitement par les pilules mercurielles, et des onctions avec la pommade au précipité blanc. Malgré ce traitement, les boutons et les croûtes brunâtres avaient envahi la joue droite; elle est alors retournée dans son pays, en Suisse, où elle a séjourné huit mois, soumise à un traitement local par les cautérisations avec le nitrate d'argent. C'est à ce moment qu'elle a commencé à éprouver de la gêne dans la déglutition, et une altération très marquée de la voix qui était devenue nasonnée; quinze jours après l'apparition de ce symptôme, elle s'est aperçue qu'elle avait une division du voile du palais.

Actuellement. — Sur la joue droite, large cicatrice bridée; croûte épaisse, humide, verdâtre, de forme conique sur l'aile droite du nez; entre les bords de cette croûte et l'ulcère, on voit suinter des gouttelettes d'un pus vert très épais.

Le voile du palais présente, dans toute sa partie médiane, une large perte de substance. Les bords de cette scissure médiane sont ulcérés et présentent à leur surface une couleur jaunâtre formée par de la matière purulente concrète. Ils sont entourés par une auréole d'un rouge cuivré très manifeste.

Traitement. — Tisane de salsepareille; sirop de bi-iodure, deux cuillerées par jour; bains simples.

Sous l'influence de ce traitement, la croûte qui occupe l'aile du nez est devenue moins épaisse, moins humide, et enfin tout à fait sèche; elle a perdu sa teinte brun verdâtre, pris une coloration jaunâtre, et enfin dans le milieu du mois de décembre, elle est tombée laissant une perte de substance de l'aile du nez. La matière concrète qui recouvrait l'ulcération du voile du palais s'est détachée aussi ; celle-ci a pris un aspect rose et bourgeonnant, et la cicatrisation s'est faite peu à peu sans être complète cependant à la sortie de la malade, le 27 décembre 1858.

Obs. V. — *Syphilide serpigineuse.*

Ch. Roux (Clément), quarante-six ans, tondeur de chevaux. Entré le 5 février 1858. Rien d'important à noter pour les antécédents, ni du côté de la famille, ni du côté du sujet.

Il y a douze ans, il s'est aperçu, dit-il, de la présence d'une petite végétation en crête de coq sur le gland ; deux ou trois ans après, il a vu se développer dans l'aine une tumeur rouge, douloureuse, qui a disparu au bout de cinq jours. Depuis ce temps-là, il n'a pas eu de taches à la peau ; il n'a pas perdu ses cheveux, et n'a jamais éprouvé de maux de gorge.

Il y a six mois, sur la partie latérale droite du ventre, un peu au-dessus de l'ombilic, s'est développé un bouton rouge que le malade compare pour la forme à un furoncle. Ce bouton s'est couvert à son sommet d'une croûte verdâtre, et a été suivi de l'apparition d'autres boutons, de sorte que la maladie s'est étendue et a pris l'aspect que nous allons décrire.

État actuel. — On trouve sur la partie latérale gauche de la paroi abdominale une bande en forme de demi-cercle embrassant cette paroi, à la façon d'une ceinture, et formée par d'épaisses croûtes d'un brun verdâtre, présentant çà et là quelques fentes à travers lesquelles suinte un pus jaune verdâtre assez épais.

Au-dessus de la concavité de ce demi-cercle, on voit une très large plaque recouverte de croûtes qui ont les mêmes caractères que les précédentes. A peu près vers le milieu de la paroi abdominale, ce ruban de croûtes verdâtres, décrit plus haut, se réunit avec un autre ruban formé par du tissu cicatriciel, et qui après avoir décrit une concavité au-dessus de l'ombilic, descend sur la paroi latérale droite du ventre et se termine après s'être arrondi à cinq travers de doigt en dehors de l'ombilic. Ce tissu cicatriciel est bridé et parcouru par des arborisations vasculaires remarquables.

Il existe à droite de la nuque, au niveau du bord antérieur du trapèze, une plaque allongée couverte de croûtes verdâtres, et entourée d'une auréole rouge cuivré.

Traitement. — Deux cuillerées de sirop de bi-iodure ; tisane de salsepareille ; pansements avec l'onguent mercuriel. Le 18 février, la plaque de la nuque est presque cicatrisée, il n'y a plus de croûte, on n'y trouve plus qu'une très petite ulcération allongée au niveau de sa partie interne.

Les parties malades de la paroi latérale gauche de l'abdomen sont converties en une surface de couleur violacée sur laquelle sont disséminées quelques croûtes jaunâtres. Au-dessous des croûtes les ulcérations se cicatrisent.

Sorti guéri le 26 février 1858. Plus de croûtes, plus d'ulcérations ; les parties sur lesquelles on en trouvait ont une coloration rouge violacé très prononcée.

Obs. VI. — *Syphilide gommeuse en groupes.*

Perelle (Marie), trente-six ans, lingère, entrée le 10 septembre 1858.

Cette malade, qui nie tout antécédent syphilitique, dit avoir été traitée, il y a deux ans et demi, pour des flueurs blanches. Depuis deux ans, elle a été fréquemment atteinte de maux de gorge. Elle dit n'avoir jamais eu ni taches ni boutons sur le corps, et n'avoir jamais éprouvé ni maux de tête violents, ni douleurs dans les membres.

L'affection pour laquelle elle vient réclamer nos soins a débuté, il y a quatre mois, par la jambe droite, et six semaines après a envahi la jambe gauche. Depuis le début de l'éruption jusqu'à l'entrée de la malade à l'hôpital, les jambes ont été le siége de douleurs lancinantes assez vives se faisant sentir principalement le soir.

État actuel. — La jambe gauche présente une teinte violacée générale ; on y voit, principalement à sa partie postérieure, des bosselures, les unes molles au toucher et laissant échapper, quand on les presse, un liquide épais, jaunâtre, les autres plus larges et d'une consistance pâteuse ; on y remarque aussi des ulcères dont l'étendue est variable, les uns très étroits et formant de petits pertuis profonds qui donnent à la peau de la jambe un aspect criblé ; les autres circulaires, atteignant la largeur d'une pièce d'un franc, et dont le fond grisâtre est plus large que les bords. Sur la partie interne du genou, il existe une large cicatrice blanche déprimée par places et entourée d'une auréole brunâtre.

La partie supérieure et interne de la jambe gauche est occupée par un groupe irrégulier de plaques cicatricielles rondes, d'un blanc mat, déprimées, entourées aussi d'une auréole brune, et la partie supérieure et externe par un autre groupe dont les éléments, qui présentent les mêmes caractères, simulent par leur disposition une feuille de trèfle.

A la partie inférieure et externe de la jambe droite, on trouve aussi de larges surfaces cicatricielles à bords festonnés, de couleur jaunâtre, dont le centre est d'un blanc opalin.

L'examen au spéculum a été pratiqué, et n'a pu faire découvrir la trace de l'accident primitif.

Traitement. — Bains simples, tisane de salsepareille, sirop de biiodure, deux cuillerées.

Sous l'influence de ce traitement les ulcères ont marché rapidement vers la cicatrisation, et le 31 décembre, les ulcères les plus larges étaient réduits à l'état de plaie simple ; leur fond, devenu vermeil, s'était rapproché des bords, et l'on ne trouvait plus que très peu de ces petits pertuis profonds qui criblaient la jambe gauche, lorsque la malade est entrée à l'hôpital.

OBS. VII. — *Syphilide gommeuse éparse.*

Verdier (Félix-François), entré le 26 février 1858, garde forestier, âgé de quarante-sept ans. A l'âge de sept ans, il a eu des croûtes dans les cheveux ; pas de maux d'oreille, pas d'ophthalmie ; il a eu un chancre qui a duré trois semaines, en 1842.

Pas de maux de gorge, chute des cheveux en 1843, pas de céphalée, pas de douleurs ostéocopes. L'affection pour laquelle il entre à l'hôpital, a commencé il y a deux ans par des boutons qu'il compare à des clous et qui se sont montrés tout autour de la ceinture ; en même temps il a vu paraître au front des boutons rouges qui suppuraient et formaient une petite croûte. Toutes ces manifestations ont disparu pendant un an, puis elles ont reparu au mois de mars dernier, en commençant par les bras et les jambes, et maintenant on constate l'état suivant :

État actuel. — A la partie supérieure et externe de l'avant-bras du côté gauche, on trouve une plaque qui se divise en deux parties bien distinctes, une partie externe de couleur brunâtre sur laquelle sont disséminées, de petites surfaces arrondies, de l'étendue d'une pièce de cinquante centimes, d'un blanc mat et présentant un aspect déprimé caractéristique ; et une partie interne de couleur rouge sombre, à bords nettement arrondis, et recouverte de quelques croûtes d'un jaune noirâtre. A la partie supérieure et interne du bras il existe une large plaque rouge sombre, dont les bords, malgré leur irrégularité, ont une tendance manifeste à prendre la forme circulaire, et dont le centre présente quelques petites ulcérations arrondies, et quelques croûtes d'un jaune brunâtre, disséminées ; à la partie inférieure et externe du bras gauche, on trouve deux larges surfaces d'un rouge sombre, recouvertes de petites squames blanc grisâtre.

En examinant la partie postérieure et inférieure du bras droit, on découvre une tumeur à peu près de la grosseur d'un œuf de poule, présentant à la pression un sentiment de résistance élastique. La partie interne de l'avant-bras droit est embrassée par une surface irrégulière, dont les bords s'arrondissent en décrivant de nombreuses sinuosités. Cette surface, d'un rouge sombre, est parsemée de petites ulcérations circulaires.

Sur la partie externe de la cuisse gauche, sont disséminées un grand nombre de plaques variables dans leurs dimensions, les unes présentant une ulcération dont les bords s'arrondissent, les autres recouvertes de croûtes jaune brunâtre. A la partie interne de cette cuisse on trouve trois ulcérations rondes, l'inférieure remarquable par sa disposition en fer à cheval. A la partie postérieure de la jambe, larges ulcères présentant les mêmes caractères que ceux dont nous venons de parler.

Sur la partie antérieure de la cuisse du même côté, plaques croûteuses et entre elles de petits points arrondis, d'un blanc mat entourés d'une auréole brunâtre. A la partie postérieure et supérieure de la cuisse droite, on voit un demi-cercle en partie formé par un tissu rouge sombre recouvert de squames blanc grisâtre, en partie par un tissu cicatriciel blanc mat reposant sur un fond brunâtre.

Au niveau de la tête du péroné droit, une ulcération arrondie entourée d'une auréole rouge sombre. Rien du côté de la gorge ; ganglions cervicaux, axillaires, épitrochléens formant de petites tumeurs qui roulent sous le doigt. Une induration manifeste de la tunique albuginée de chaque côté.

Traitement. — Sirop de bi-iodure, deux cuillerées par jour, pansement avec l'onguent napolitain, bains simples tous les deux jours.

Sorti le 1ᵉʳ avril 1858. La tumeur gommeuse du bras gauche a disparu presque entièrement ; il ne reste plus que trois petites ulcérations arrondies ; il y en a une sur chacune des deux grandes plaques de la face externe de la cuisse droite, et une sur la partie externe et supérieure de la jambe ; les autres plaques ne présentent plus de croûtes, ni d'ulcérations ; elles sont rouges sombre et s'entourent d'une auréole brunâtre. L'induration des testicules a diminué ; celle du testicule gauche a presque disparu.

CHAPITRE IV.

ÉTIOLOGIE DES SYPHILIDES.

Les syphilides sont des affections tégumentaires qui se développent sous l'influence de la syphilis.

La syphilis est donc la cause principale de ces éruptions, mais il est certaines conditions physiologiques, physiques et pathologiques qui favorisent leur apparition, et qui méritent à ce titre d'être sérieusement étudiées.

On a voulu chercher la cause prochaine des syphilides ; les uns ont alors soutenu que le chancre induré seul avait le privilége de produire ces éruptions, les autres au contraire ont prétendu que le chancre mou et la blennorrhagie pouvaient aussi les déterminer ; c'était discuter sur une question dont les termes étaient mal posés. Le chancre n'étant lui-même que la première manifestation de la syphilis, loin d'être la cause des accidents vénériens, on devait se demander non pas si le chancre induré seul amenait consécutivement des syphilides, mais si ces affections s'observaient également après le chancre induré, le chancre mou et la blennorrhagie (1).

A. — Influences physiologiques.

1° *Age*. — C'est dans l'enfance qu'on observe la syphilis héréditaire, et dans l'âge adulte qu'on rencontre le plus fréquemment la syphilis contractée. Il n'y avait pas besoin d'invoquer la statistique, ainsi que l'ont fait plusieurs auteurs, pour appuyer la démonstration d'un fait aussi évident par lui-même.

(1) C'est là une question que nous avons tranchée dans la première partie de ce livre.

2° *Sexe*. — Les deux sexes sont également exposés aux syphilides, mais les formes pustuleuse, acnéique et vésiculeuse de ces éruptions sont plus fréquentes chez la femme que chez l'homme.

3° *Tempérament*. — Le tempérament lymphatique prédispose aux formes pustuleuse, acnéique et vésiculeuse; le tempérament bilieux, aux formes papuleuse et tuberculeuse, et le tempérament sanguin à la forme ecthymatique.

4° *Constitution*. — On a prétendu que la malignité ou la bénignité des syphilides dépendait beaucoup de la constitution du malade, que, par exemple chez un sujet débilité, elles affectaient plus souvent, à cause même de cette faiblesse générale, la forme ulcéreuse ou la forme serpigineuse.

Mais les caractères d'une éruption syphilitique ne tiennent absolument qu'à la période de la syphilis à laquelle elle appartient, et au génie même de la maladie.

Je ne saurais trop le répéter : le malade atteint de syphilide puro-vésiculeuse dont nous donnons plus haut l'observation, n'a dû qu'à la malignité de la forme de syphilis qu'il avait contractée, d'éprouver des accidents aussi graves que ceux qu'il a présentés.

B. — Influences physiques.

1° *Température*. — La chaleur comme le froid peut provoquer l'apparition des syphilides; on les voit tout à coup se développer à la suite d'une chaleur vive comme celle que produit un bain de vapeur, aussi bien qu'après un refroidissement brusque.

2° *Influences climatériques*. — Les influences climatériques sont peu connues. Cependant elles sont bien réelles, et la lecture des syphiliographes des différents pays, les observations particulières des médecins des différentes contrées, prouve jusqu'à l'évidence que les accidents de la syphilis présentent une physionomie variable suivant les climats. Ce qu'il y a de bien établi, c'est que dans les pays dont la température est extrême, ils revêtent en général un caractère de malignité plus prononcé.

3º *Ingesta*. — Il n'est pas rare de voir des malades qui, après des accidents primitifs de syphilis, n'avaient encore aucune manifestation cutanée, être couverts tout à coup d'une éruption vénérienne après des excès alcooliques, des excès de table.

On ne peut nier ni l'influence des causes morales, ni celle des grandes fatigues sur le développement des syphilides : nous avons nous-même souvent observé des malades qui attribuaient l'apparition de ces éruptions, soit à une frayeur, soit à un violent chagrin. Bien que la syphilis fût la cause efficiente de ces manifestations cutanées, la cause morale avait très certainement hâté leur apparition.

C. — Influences pathologiques.

L'influence des états pathologiques sur les éruptions de nature syphilitique, ne peut être contestée. Combien de fois ne les a-t-on pas vues se développer à la suite d'un embarras gastrique, d'une fièvre éphémère, d'une fièvre typhoïde, etc? ou bien à la suite d'une éruption due à une cause externe ou déterminée par la présence de parasites animaux ou végétaux.

Dans notre service si riche en affections parasitaires, nous avons observé de ces cas où elles avaient joué le rôle d'épine, et provoqué ainsi sur la peau des manifestations syphilitiques. Mais plus souvent c'est la syphilis qui précède l'affection parasitaire, et le végétal croît et se multiplie avec une grande rapidité sur un terrain syphilitique. Il faut alors commencer par débarrasser le malade de la présence des parasites, première cause du mal, et modifier ensuite son état général par un traitement approprié.

CHAPITRE V.

THÉRAPEUTIQUE.

Avant de soumettre les malades à un traitement curatif, plusieurs auteurs, dont M. Rayer a adopté la manière de voir, ont proposé d'instituer un traitement préparatoire destiné à mettre la constitution dans les conditions les plus favorables à l'action des médicaments spécifiques. C'est ainsi que l'on a conseillé, avant l'administration du mercure, l'emploi des antiphlogistiques, de la diète, du repos, si les sujets sont pléthoriques ; celui des laxatifs, des bains tièdes, s'ils sont d'un tempérament nerveux ; celui des toniques, s'ils sont débilités.

Je n'attache aucune importance à cette médication préparatoire dans laquelle M. Rayer paraît avoir tant de confiance, mais je crois qu'on doit, tout en donnant le mercure ou l'iodure de potassium, remplir les indications variables que peut présenter l'état général du malade.

Pendant le cours du traitement d'une éruption syphilitique, on doit veiller à ce que les malades aient une hygiène sévère et bien réglée, à ce qu'ils évitent les fatigues, s'abstiennent de liqueurs fortes et d'une alimentation excitante, etc. Ce sont là des règles de pratique dont l'utilité est suffisamment justifiée par ce que nous avons dit dans l'étiologie.

Les moyens hygiéniques sont même suffisants pour amener la guérison des syphilides résolutives, et ce fait sur lequel, dans ces derniers temps, mon excellent confrère et ami

M. Diday (de Lyon) a insisté avec juste raison, explique parfaitement les succès de l'école physiologique qui n'opposait aux syphilides que les sangsues, la saignée et la diète. Je dois dire cependant que, traitées seulement par l'hygiène, les syphilides résolutives durent plus longtemps que lorsqu'on les combat par le mercure.

Traitement curatif. — Le mercure et l'iodure de potassium, tels sont les deux médicaments qui forment la base du traitement curatif des syphilides.

Quant aux sudorifiques, salsepareille, gaïac, etc., nous avons déjà dit dans le chapitre consacré à la thérapeutique de la syphilis, qu'on les prescrit encore plutôt par habitude, que par une confiance réelle dans leur efficacité, bien qu'ils aient été beaucoup vantés par les anciens, et préconisés par M. Lagneau.

Ce que je viens de dire des sudorifiques en général, je pourrais le répéter des préparations empiriques qui ont tour à tour été considérées comme des spécifiques, la tisane d'Arnould, la décoction de Zittmann et de Pollini.

Quant à la tisane de Feltz, M. Rayer croit beaucoup à son efficacité, parce qu'elle contient de l'arsenic. Mais l'arsenic ne modifie d'une manière utile et sûre que les affections dartreuses; et si l'on a cru guérir des syphilides par ce médicament, ce ne peut être que par suite d'une erreur de diagnostic.

A. — Mercure.

Le mercure, nous l'avons déjà dit, n'est pas un spécifique de la syphilis. Impuissant contre la maladie elle-même, il en modifie avantageusement les premières manifestations. Administré dans la période d'induration du chancre, il éloigne et tend à localiser les syphilides exanthématiques. Mais donné dans la troisième et la quatrième période, il précipite l'évolution des accidents tertiaires et viscéraux qu'il aggrave en même temps.

Par conséquent, on devra prescrire le traitement mercuriel aussitôt qu'apparaîtra l'induration du chancre.

Mais une fois que l'éruption syphilitique a disparu, faut-il continuer l'administration du mercure, et, dans ce cas, combien de temps? C'est là une question sur laquelle les avis sont partagés. Les uns, suivant les préceptes de Dupuytren, continuent le traitement mercuriel pendant un temps égal à celui qui a été nécessaire à la guérison complète de la syphilide ; les autres, d'après Chomel, le prescrivent encore pendant six mois après la disparition de l'éruption ; d'autres fixent au traitement des termes tout aussi arbitraires, huit mois, un an, quinze mois, etc. On a été jusqu'à vouloir déterminer le nombre de pilules mercurielles qu'il fallait prendre pour prévenir les manifestations de la syphilis ; c'est ainsi que, suivant quelques médecins, on devait au moyen de 100 pilules de Dupuytren en être quitte avec cette terrible maladie.

M. Diday a eu raison de dire qu'en fait d'accidents syphitiques, le mercure ne prévenait que ceux qui ne devaient pas venir ; et l'on aurait beau gorger ses malades de mercure après la guérison d'une syphilide, on ne les mettrait pas à l'abri d'une nouvelle poussée vers la peau.

Lors donc qu'une syphilide résolutive a complétement disparu, il faut suspendre l'emploi des préparations mercurielles, pour y avoir recours de nouveau s'il survient une nouvelle éruption.

Mais à quelle préparation mercurielle doit-on donner la préférence? A quelle dose doit-elle être prescrite? C'est ce que nous allons examiner maintenant.

Les préparations mercurielles les plus usitées sont l'onguent napolitain, recommandé surtout par M. Rayer, et qui entre dans la composition des pilules de Sédillot ; le sublimé, qui est l'élément actif des pilules de Dupuytren et de la liqueur de Van-Swieten, et enfin le proto-iodure de mercure introduit dans la thérapeutique par Biett et ses élèves, adopté par MM. Ricord, Cazenave et la généralité des médecins.

C'est aussi au proto-iodure que je donne la préférence dans le traitement des syphilides résolutives, tout en faisant remarquer cependant qu'il est quelquefois utile pour obtenir une guérison plus rapide de varier les préparations. J'ai vu des syphilides d'abord modifiées heureusement par le protoiodure, devenir tout à coup stationnaires, quoique le traitement fût continué exactement, et ne présenter une nouvelle tendance à la résolution, que lorsqu'on substituait au proto-iodure un autre composé mercuriel, tel que la liqueur de Van-Swieten ou les pilules de Dupuytren.

Quelques médecins ne donnent pas plus d'un demi-grain de protoiodure par jour, d'autres vont jusqu'à un grain, et MM. Ricord et Cazenave le prescrivent à des doses qui varient depuis $0^{gr},05$ jusqu'à $0^{gr},10$, $0^{gr},15$, et même $0^{gr},20$. Pour moi, j'ai l'habitude de commencer le traitement mercuriel par une pilule de proto-iodure de $0^{gr},025$, puis, au bout de quelques temps, je passe à deux pilules ce qui fait un grain par jour ; jamais je ne dépasse cette dose, car si avec $0^{gr},05$ de proto-iodure par jour, on n'obtient aucun résultat, on n'en obtiendra pas davantage avec des doses plus élevées.

B. — Iodure de potassium.

Préconisé d'abord par Wallace, l'iodure de potassium a été généralement adopté par les médecins comme le meilleur modificateur des accidents tertiaires et quaternaires de la syphilis ; c'est de lui qu'on doit attendre les meilleurs résultats dans le traitement des syphilides ulcéreuses que le mercure aggrave souvent, ainsi que nous l'avons dit.

Sous l'influence de l'iodure de potassium, les syphilides ulcéreuses se cicatrisent parfois avec une grande rapidité, surtout lorsqu'on l'associe au mercure.

Je donne l'iodure de potassium depuis la dose de 50 centigrammes jusqu'à 5 grammes par jour, et jamais je n'ai atteint les doses de 10, 20, 30 grammes qui ont été prescrites par quelques médecins, et même dépassées par un médecin de l'hôpital du Midi. Mais la formule à laquelle je donne la préférence, celle dont l'emploi m'a donné les meilleurs résultats, est la formule suivante dans laquelle j'associe le bi-iodure de mercure à l'iodure de potassium :

Bi-iodure de mercure.............. 0gr,20
Iodure de potassium............... 10 grammes.
Sirop de saponaire................ 500 —

On commence par deux cuillerées de ce sirop par jour, et on arrive ensuite à quatre.

On a voulu combattre les accidents primitifs et les syphilides résolutives par l'iodure de potassium, et moi-même j'avais cru à son efficacité en pareil cas, d'après quelques essais que j'avais tentés à l'hôpital de Lourcine en 1843. Mais la tendance naturelle des syphilides résolutives à disparaître sans médication, a pu seule faire croire à une modification heureuse obtenue par l'iodure de potassium.

Indépendamment de ce traitement général par lequel on attaque la maladie qui détermine les syphilides, il sera quelquefois indiqué d'agir localement contre ces affections. Les bains sulfureux, les bains alcalins seront souvent utiles pour hâter la guérison des syphilides résolutives, et souvent les lotions astringentes, les cautérisations, les applications toniques, anti-septiques seront nécessaires dans le traitement des syphilides ulcéreuses, soit pour activer la marche de l'ulcère, pour réprimer l'exubérance des bourgeons charnus, soit pour combattre les complications de gangrène, etc.

Les eaux minérales sulfureuses d'Enghien, de Baréges, etc., administrées à l'intérieur peuvent rendre de grands services dans le traitement des syphilides anciennes et rebelles.

Si dans ce chapitre je n'ai pas parlé de la méthode des frictions, c'est que les accidents graves qu'elle détermine rapidement du côté de la bouche, l'ont fait abandonner, malgré son efficacité réelle.

FIN.

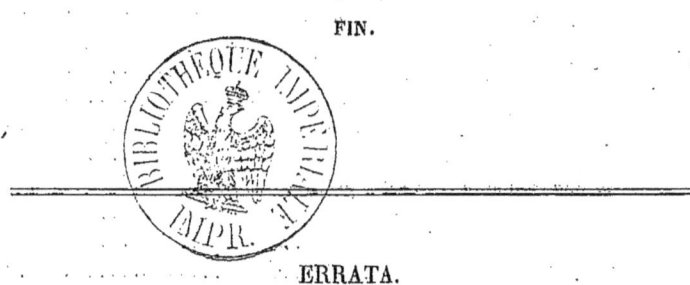

ERRATA.

Page 74, ligne 4 en remontant : *au lieu de* sycosis pustuleux, *lisez* sycosis tuberculeux.

Page 186, ligne 8 : *au lieu de* se constituent, *lisez* constituent.

TABLE DES MATIÈRES.

Préface v
Considérations générales 1

PREMIÈRE PARTIE.
DE LA SYPHILIS CONSIDÉRÉE COMME UNITÉ PATHOLOGIQUE.

Chap. I. Nosographie 6
  § I. Accidents de la première période 8
    1° Accidents primitifs 8
      a. Gonorrhée 8
      b. Chancre 9
    2° Accidents de succession 11
    3° Accidents de contagion locale 12
  § II. Accidents de la deuxième période 12
    1° Accidents secondaires proprement dits 13
      a. Induration 13
      b. Plaques muqueuses 14
      c. Syphilides 15
      d. Induration des lymphatiques 16
    2° Accidents de transition 16
      a. Iritis 16
      b. Testicule vénérien 17
    3° Accidents de contagion locale 17
  § III. Accidents de la troisième période 17
  § IV. Accidents de la quatrième période 20
  § V. Symptômes communs ou état général du malade 24
  § VI. Modifications de la syphilis 26
    1° Modifications suivant la maladie 26
      a. Forme bénigne 26
      b. Forme commune 27
      c. Forme maligne 27
    2° Modifications suivant l'âge 27
    3° Modifications suivant les sexes 27
  § VII. Marche, durée, terminaison 28

Chap. II. Étiologie 29
  § I. Contagion 30
  § II. Hérédité 34
  § III. Des conditions extérieures ou propres à l'individu qui favori-

TABLE DES MATIÈRES.

sent le développement de la syphilis	35
a. Influence physiologique	35
b. Influences hygiéniques	36
c. Influences pathologiques	37
§ IV. Pathogénie	37
CHAP. III. Séméiotique	39
§ I. Diagnostic	39
1° Diagnostic des accidents de la première période	39
a. Blennorrhagie	40
b. Chancre	41
2° Diagnostic des accidents de succession	44
3° Diagnostic des accidents secondaires	45
4° Diagnostic des accidents de la troisième période	46
5° Diagnostic des accidents de la quatrième période	47
§ II. Pronostic	47
CHAP. IV. Thérapeutique	49
§ I. Traitement curatif	49
1° Indications tirées des affections	49
a. Blennorrhagie	49
b. Chancre	50
c. Végétations	50
d. Affections osseuses	50
Complications	51
2° Indications tirées des périodes	51
Première période	51
Deuxième période	51
3° Indications tirées des formes	52
Forme bénigne	52
Forme maligne	52
Forme commune	53
4° Indications tirées de l'unité pathologique	53
§ II. Syphilisation	54
a. Curative	55
b. Préventive	55

DEUXIÈME PARTIE.

SÉMÉIOTIQUE CUTANÉE ... 56

Première section. Troubles de la fonction	57
Deuxième section. Modifications des produits de sécrétion et d'excrétion	58
Troisième section. Modifications des qualités physiques de l'organe	61
CHAP. I. Des taches	64
§ I. Cause ou nature	64
§ II. Diagnostic des taches	66

TABLE DES MATIÈRES.

§ III. Modifications, valeur séméiotique...................... 68
  A. Caractères communs................................ 68
    1° Siége... 68
    2° Couleur....................................... 68
    3° Nombre et disposition......................... 69
    4° Forme... 69
    5° Étendue....................................... 70
    6° État de la surface............................ 70
    7° Mode d'apparition, marche, durée.............. 70
  B. Caractères particuliers........................... 71
      Valeur pronostique........................... 72
      Indications thérapeutiques................... 73

Chap. II. Boutons... 74
§ I. Causes ou nature..................................... 74
    1° Affections propres............................ 74
    2° Affections communes........................... 75
§ II. Diagnostic différentiel............................. 75
§ III. Modifications, valeur séméiotique.................. 76
  A. Caractères communs................................ 76
    1° Siége... 77
    2° Nombre, disposition........................... 77
    3° Couleur....................................... 78
    4° Forme... 78
    5° Volume.. 78
    6° Marche, mode d'évolution...................... 79
    7° Consistance................................... 79
  B. Caractères particuliers........................... 79
    1° Boutons vésiculeux............................ 80
      a. Sudamina.................................. 80
      b. Miliaire rouge............................ 80
      c. Varicelle................................. 81
      d. Herpès.................................... 81
      e. Eczéma.................................... 82
    2° Boutons bulleux............................... 83
      a. Pemphigus................................. 83
      b. Rupia..................................... 83
    3° Boutons pustuleux............................. 84
      Pustules phlyzaciées........................... 84
      Ecthyma.. 85
      Pustules psydraciées........................... 85
      Impétigo....................................... 85
      Miliaire blanche............................... 85
      Acné pustuleuse................................ 86
      Mentagre pustuleuse............................ 87

TABLE DES MATIÈRES. 219

4° Furoncles	88
5° Abcès dermiques	89
6° Boutons papuleux	89
7° Boutons tuberculeux	90
Valeur pronostique	90
Valeur thérapeutique	93
A. Caractères communs	93
Siége	93
Nombre	93
Couleur	93
Volume	93
Consistance	93
Durée	94
B. Caractères particuliers	94

CHAP. III. Exfoliations ... 95

§ I. Cause ou nature	95
Premier groupe. Exfoliation parasitaire	95
Deuxième groupe. Exfoliation excrémentitielle	95
Troisième groupe. Exfoliation inflammatoire	96
Quatrième groupe. Exfoliation gangréneuse	96
§ II. Diagnostic différentiel	96
§ III. Différences des exfoliations, valeur séméiotique	97
a. Valeur diagnostique	97
1° Siége	97
2° Nombre, étendue, quantité	97
3° Texture	98
4° Couleur	98
5° Odeur	98
6° Forme	98
7° Durée	98
8° Nature	98
b. Valeur pronostique	99
c. Indications thérapeutiques	100

CHAP. IV. Ulcères ... 101

§ I. Causes des ulcères	101
§ II. Diagnostic	102
§ III. Modifications, valeur séméiotique	102
a. Valeur diagnostique	102
1° Siége	102
2° Forme	103
3° Nombre, étendue, profondeur	103
4° Couleur	103
5° Produits exhalés	103

6° Nature...	103
b. Valeur pronostique.................................	104
1° Siége...	104
2° Étendue, nombre................................	105
3° Profondeur.....................................	105
4° Forme..	105
5° Produits exhalés................................	105
6° Évolution, transformation.......................	105
c. Valeur thérapeutique...............................	106
Moyens locaux et topiques.....................	106
Moyens internes..............................	107
Chap. V. Des cicatrices.....................................	107
§ I. Anatomie des cicatrices, divisions...................	107
§ II. Diagnostic des cicatrices...........................	108
§ III. Modifications, valeur séméiotique..................	108
a. Valeur diagnostique...............................	109
1° Siége...	109
2° Forme..	109
3° Nombre, étendue et disposition.................	109
4° Couleur..	109
5° Proéminence...................................	109
6° Profondeur.....................................	109
b. Valeur pronostique.................................	109
c. Valeur thérapeutique...............................	110

TROISIÈME PARTIE.

DE LA SYPHILIS TÉGUMENTAIRE 111

Considérations générales..................................	111
Première section. Affections spéciales.....................	112
Chap. I. Chancre induré....................................	112
Chap. II. Plaques muqueuses................................	113
§ I. Nosographie.......................................	113
1° Siége...	113
2° Formes...	114
3° Couleur..	114
4° État de la sensibilité, consistance...............	114
5° État de la surface...............................	114
6° Évolution.......................................	115
7° Durée..	116
8° Structure.......................................	116
9° Variétés..	116

TABLE DES MATIÈRES. 221

```
        Plaques discrètes ou confluentes..................  117
        Plaques ulcérées.................................  117
        Plaques diphthéritiques..........................  117
        Plaques végétantes...............................  117
        Condylômes et rhagades...........................  117
    § II. Étiologie......................................  117
    § III. Séméiotique...................................  118
        1° Diagnostic....................................  118
        2° Pronostic.....................................  120

CHAP. III. Végétations..................................  122
    § I. Nosographie....................................  122
        Siége............................................  122
        Volume, nombre...................................  122
    § II. Étiologie......................................  123
    § III. Séméiotique...................................  123
        Diagnostic.......................................  123

Deuxième section. Affections communes ou syphilides......  124
    Considérations générales............................  124
        Classification d'Alibert........................  125
            Le mot syphilide est appliqué par Biett aux pustules des anciens
            syphiliographes, et il classe ces éruptions d'après la méthode
            de Willan....................................  125
            Dans l'exposé de l'histoire des syphilides, les élèves de Biett
            partagés en deux camps.......................  125
                Méthode de M. Gibert.....................  125
                Méthode de M. Cazenave...................  125
        Classification d'Haffenræffer...................  126
            1° Pelade et onglade.........................  126
            2° Taches et boutons secs....................  126
            3° Boutons humides, croûtes, ulcères.........  126
            3° Affections profondes......................  127

        Classification de Cullerier.....................  127
            1° Pustules ortiées..........................  127
            2° Pustules miliaires........................  127
            3° Gale syphilitique.........................  127
            4° Pustules lenticulaires....................  127
            5° Pustules merisées.........................  127
            6° Pustules muqueuses........................  127
            7° Pustules séreuses.........................  128
            8° Pustules squameuses.......................  128
            9° Pustules croûteuses.......................  128
            10° Pustules ulcéreuses......................  128
```

11° Pustules vivaces ou végétations.................	128
Classification de M. Lagneau.....................	129
1° Pustules miliaires......................	129
2° Pustules ortiées........................	129
3° Pustules galeuses.......................	229
4° Pustules séreuses.......................	129
5° Pustules lenticulaires...................	129
6° Pustules merisées.......................	129
7° Pustules plates.........................	127
8° Pustules squameuses.....................	129
9° Pustules croûteuses.....................	129
10° Pustules ulcérées......................	129
11° Pustules serpigineuses.................	129
12° Pustules dartreuses ou dartres vénériennes..............	129
Division des dartres vénériennes..................	130
1° Lichen lividus..........................	130
2° Dartres de la marge de l'anus...........	130
3° Prurigo pudendum.......................	130
4° Boutons rouges ou vésiculeux du prépuce..............	130
5° Taches cuivrées.........................	130
6° Taches formiées.........................	130
Classification de Biett..........................	130
1° Syphilide vésiculeuse....................	130
2° Syphilide exanthématique................	130
3° Syphilide pustuleuse....................	130
4° Syphilide bulleuse......................	131
5° Syphilide papuleuse.....................	131
6° Syphilide squameuse.....................	131
7° Syphilide tuberculeuse..................	131
Les cinq temps de l'évolution de la vérole secondaire.....	132
Classification de l'auteur.......................	133
§ I. Caractères communs et différentiels des syphilides........	134
§ II. Caractères propres.........................	135
Syphilides exanthématiques................	135
Circonscrites..............................	136
Ulcéreuses.................................	136
Troisième section. Des syphilides en particulier.............	137
CHAP. I. Syphilides exanthématiques................	137
§ I. Première forme. Syphilide érythémateuse............	138
A. Nosographie.............................	138
B. Séméiotique.............................	141
1° Diagnostic..............................	141
2° Pronostic...............................	142

TABLE DES MATIÈRES.

§ II. Deuxième forme. Syphilide papulo-tuberculeuse	142
A. Nosographie	142
a. Première variété. Syphilide papuleuse lenticulaire	143
b. Deuxième variété. Syphilide papuleuse miliaire	144
B. Séméiotique	144
Diagnostic	145
§ III. Troisième forme. Syphilide pustuleuse	146
A. Nosographie	146
a. Première variété. Syphilide pustuleuse lenticulaire	147
b. Deuxième variété. Syphilide pustuleuse miliaire	147
c. Troisième variété. Syphilide pustuleuse phlyzaciée	148
B. Séméiotique	149
§ IV. Quatrième forme. Syphilide vésiculeuse	150
§ V. Varicelle syphilitique	152
A. Nosographie	152
B. Séméiotique	152
1° Diagnostic	152
2° Pronostic	152
Observations de syphilides exanthématiques	153
CHAP. II. Syphilides circonscrites	168
Séméiotique	171
1° Diagnostic	171
2° Pronostic	171
§ I. Première forme. Syphilide tuberculeuse circonscrite	171
A. Nosographie	171
B. Séméiotique	174
1° Diagnostic	174
2° Pronostic	175
§ II. Deuxième forme. Syphilide pustulo-crustacée circonscrite	176
A. Nosographie	176
B. Séméiotique	177
1° Diagnostic	177
2° Pronostic	178
§ III. Troisième forme. Syphilide papulo-vésiculeuse circonscrite.	178
Observations de syphilide circonscrites	179
CHAP. II. Syphilides ulcéreuses	185
A. Nosographie	185
B. Séméiotique	187
1° Diagnostic	187
2° Pronostic	187
§ I. Première forme. Syphilide puro-vésiculeuse	188
A. Nosographie	188
1° Pemphigus	188

TABLE DES MATIÈRES.

    2° Rupia et ecthyma profond........................... 189
  B. Séméiotique..................................... 190
    1° Diagnostic..................................... 190
    2° Pronostic...................................... 191
§ II. Deuxième forme. Syphilide tuberculo-ulcéreuse............ 191
  A. Nosographie..................................... 191
    Première variété. Syphilide tuberculo-crustacée ulcéreuse.. 191
    Deuxième variété. Syphilide tuberculo-crustacée serpigineuse. 192
  B. Séméiotique..................................... 193
    1° Diagnostic..................................... 193
    2° Pronostic...................................... 195
§ III. Troisième forme. Syphilide gommeuse................... 195
  A. Nosographie..................................... 195
  B. Séméiotique..................................... 196
    1° Diagnostic..................................... 196
    2° Pronostic...................................... 197
  Observations de syphilides ulcéreuses..................... 197

Chap. IV. Étiologie des syphilides........................... 207
  A. Influences physiologiques............................ 207
    1° Age... 207
    2° Sexe.. 207
    3° Tempérament.................................. 208
    4° Constitution................................... 208
  B. Influences physiques............................... 208
    1° Température................................... 208
    2° Influences climatériques......................... 208
    3° Ingesta....................................... 209
  C. Influences pathologiques............................ 209

Chap. V. Thérapeutique.................................... 210
    Traitement préparatoire........................... 210
    Traitement curatif................................ 211
  A. Mercure... 211
  B. Iodure de potassium............................... 213

FIN DE LA TABLE DES MATIÈRES.

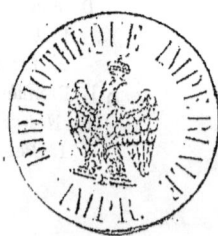

www.ingramcontent.com/pod-product-compliance
Lightning Source LLC
Chambersburg PA
CBHW071930160426
43198CB00011B/1344